Dr. med. Franziska Rubin
Anna Cavelius

7 MINUTEN AM TAG –

ENDLICH KRAFTVOLL UND GELASSEN

KNAUR
MENSSANA

Die in diesem Buch vorgestellten Anwendungen wurden von der Autorin und dem Verlag sorgfältig geprüft und haben sich in der Praxis bewährt. Da jeder Mensch für sich besonders ist, können wir allerdings Ergebnisse nicht garantieren. Der Verlag und die Autorin schließen jegliche Haftung für Gesundheits- und Personenschäden aus.

Besuchen Sie uns im Internet:
www.mens-sana.de

Aus Verantwortung für die Umwelt hat sich die Verlagsgruppe Droemer Knaur zu einer nachhaltigen Buchproduktion verpflichtet. Der bewusste Umgang mit unseren Ressourcen, der Schutz unseres Klimas und der Natur gehören zu unseren obersten Unternehmenszielen. Gemeinsam mit unseren Partnern und Lieferanten setzen wir uns für eine klimaneutrale Buchproduktion ein, die den Erwerb von Klimazertifikaten zur Kompensation des CO_2-Ausstoßes einschließt. Weitere Informationen finden Sie unter: www.klimaneutralerverlag.de

FSC www.fsc.org
MIX
Papier | Fördert gute Waldnutzung
FSC® C004592

Originalausgabe September 2023

Ein Imprint der Verlagsgruppe
Droemer Knaur GmbH & Co. KG, München

Covergestaltung: ZERO Werbeagentur, München
Coverabbildung: Susanne Schramke
Bildnachweis: siehe Seite 174 unten
Satz und Layout: Adobe InDesign im Verlag
nach dem Layout von Veronika Preisler, München
Druck und Bindung: Firmengruppe APPL,
aprinta druck GmbH, Wemding
ISBN 978-3-426-65896-3

2 4 5 3 1

Dr. med. Franziska Rubin
Anna Cavelius

7 MINUTEN AM TAG – ENDLICH KRAFTVOLL UND GELASSEN

Was die Seele stark macht!

KNAUR
MENSSANA

INHALT

WOCHE 1

WOCHE 2

WOCHE 3

WOCHE 4

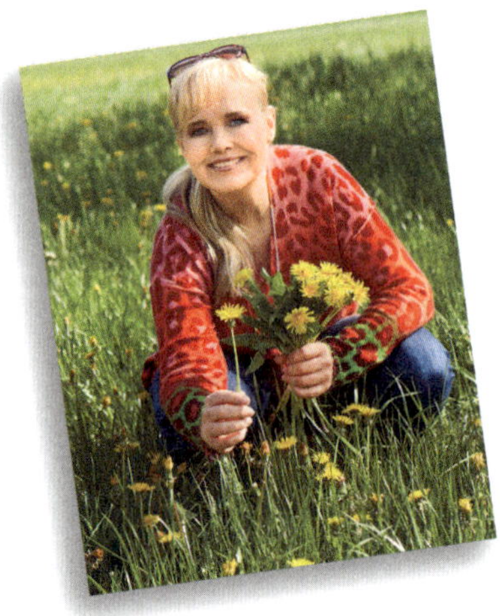

WOCHE 5

WOCHE 6

WOCHE 7

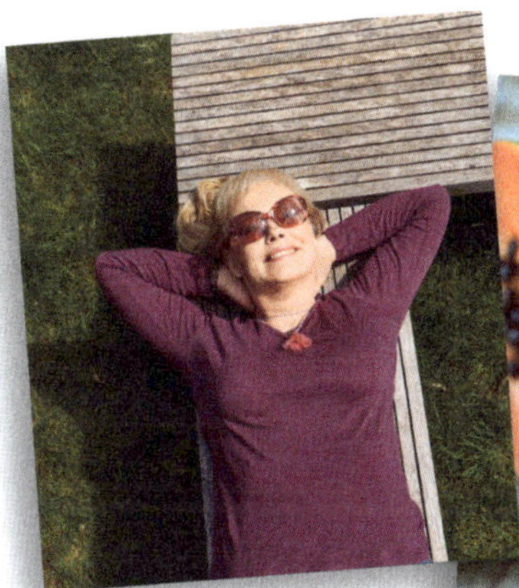

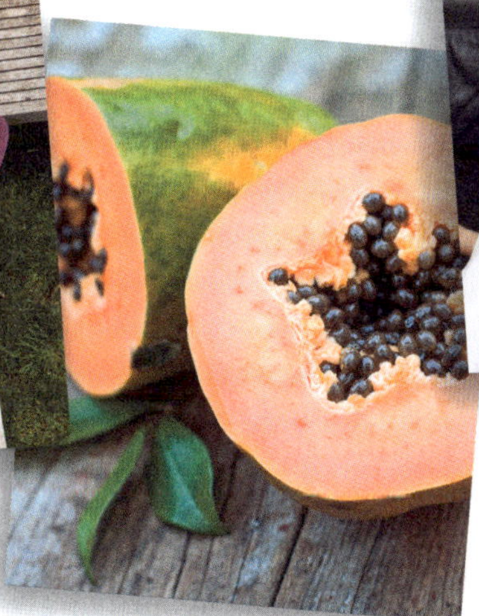

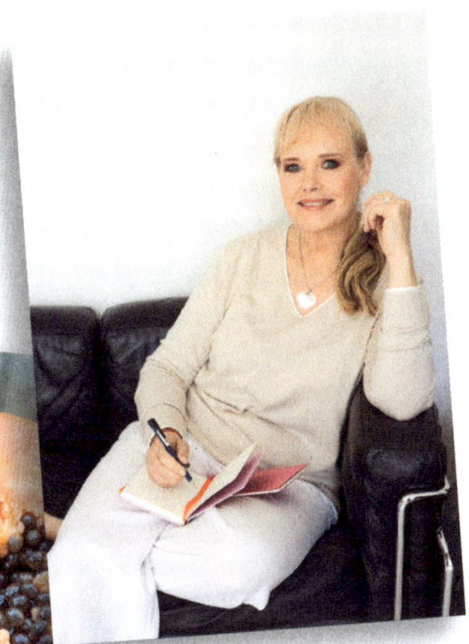

LIEBE LESERIN, LIEBER LESER,

mehr Kraft und Gelassenheit, innere Ruhe und Balance, um besser für sich entscheiden zu können und geerdeter im Leben zu stehen. Mehr Leichtigkeit statt Anstrengung – wer wünscht sich nicht das zu erreichen? Doch nein, das klingt auch schon wieder viel zu anstrengend … Außer man nähert sich diesen Veränderungen in kleinen Schritten, aber stetig, sodass langsam Wind unter lahm gewordene Flügel kommt.

Dieses Mal möchte ich Sie auf eine Reise in Ihr Inneres mitnehmen. Es geht vor allem um Ihre persönlichen Kraftquellen, sogenannte Ressourcen. Viele Kraftmacher sind nämlich schon in uns vorhanden. Andere aber kommen von außen, oder wir finden sie dort. Wie können wir uns anders verhalten, anders auf Dinge schauen, uns Gutes tun, Spaß haben und uns dadurch stützen? Wie können wir immer wieder zu frischer Kraft und Inspiration kommen, auch wenn der Kopf mal so richtig hängt? Und das am besten zügig und effektiv! Meiner Meinung nach sind 7 Minuten am Tag alles, was wir brauchen, um kurz innezuhalten und eine kleine Übung oder ein Rezept auszuprobieren, die uns wieder aufrichten. Jedes Mal ein bisschen mehr.

Stress, Ärger und negative Emotionen gehören zum Leben dazu. Die Natur hat es so eingerichtet, dass wir uns schnell aufregen und verteidigen können. Nur kostet dies Kraft und Nerven. In und nach einer kritischen Situation fühlen wir uns ausgelaugt und fertig. Doch der Energieverlust richtet noch viel mehr an. Nicht selten werden wir krank und kraftlos. Negative Emotionen, ungelöste Konflikte und ständiges Kreisen um Krisen schwächen unser Herz, Immunsystem, Nerven, Gefäße und auf Dauer jede Zelle. Aber auch unser Denk- und Entscheidungsvermögen lässt nach. Gute Lösungen zu finden, fällt immer schwerer.

Dabei sind unser Körper und unsere Psyche grundsätzlich eigentlich bemüht, uns so schnell und gut wie möglich zu heilen. Alles, was sie manchmal brauchen, sind kleine Anschubser in Form von Heilimpulsen, Anti-Stress-Maßnahmen, kluger Ernährung, Selbstreflexion oder Ruhe. Manchmal auch Bewegung, ein positives Miteinander und Wohlfühlmomente. Indem wir uns so ausbalancieren, geraten wir nicht so schnell aus dem Gleichgewicht, wenn der nächste Schlag kommt oder es mal ruckelt. Wir fühlen uns stark, können angemessen reagieren, und das ist gesund.

All diese Heilimpulse, die Sie auf den folgenden Seiten und in den nächsten sieben Wochen ausprobieren können, brauchen nicht viel: 7 Minuten am Tag und den Willen, etwas zu verändern. Endlich! Alle Kraftmacher stärken Sie auf vier Ebenen – körperlich, emotional, geistig und seelisch. Sie helfen Ihnen, wieder in Balance zu kommen und es zu bleiben, die Batterien aufzuladen und freundlich und neugierig auf das schauen zu können, was kommt.

In diesem Sinne auf eine pralle Zukunft, der Sie kraftvoll und gelassen begegnen können!

Ihre 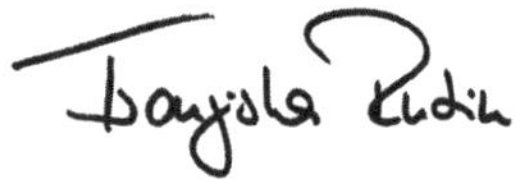

JETZT GEHT'S RICHTIG LOS!

»Wenn es einen Glauben gibt,
der Berge versetzen kann, so ist es
der Glaube an die eigene Kraft.«
Marie von Ebner-Eschenbach

Wie wunderbar, Sie sind (vielleicht wieder?) dabei, und wir sind ein Team für die nächsten sieben Wochen! Alles, was Sie ab sofort tun müssen, ist, sich jeden Tag auf eine Doppelseite in diesem Buch zu stürzen und dann in 7 Minuten etwas auszuprobieren, was Ihnen Kraft schenkt, den Alltag entstresst und (hoffentlich) Spaß macht. Dabei ist es egal, an welchem Wochentag Sie beginnen. Sie werden sehen, vieles fluppt ganz schnell, Körper und Seele dürfen aufatmen und vor allem ordentlich auftanken!
Und so ist jeder 7-Minuten-Kraftmacher aufgebaut:

Vorbereitung für Woche 1 …

Vor jeder Woche finden Sie auf einer Seite alles, was Sie brauchen, um loszulegen. Das meiste dürften Sie im Haushalt haben. Der in der Regel übersichtliche Rest gehört auf die Einkaufsliste. Am besten legen Sie sich am Vorabend alles parat, was Sie brauchen. Es ist nicht viel, aber eine gute Erinnerungsstütze und macht Lust zum Starten.
Übrigens: Sie können die Reihenfolge der Kraftmacher natürlich auch gern so tauschen, wie sie am besten in Ihren Alltag passen. Ein Spaziergang, um Vogelstimmen zu lauschen, ist vielleicht am Wochenende schön, mit einem Kick-off-Frühstück können Sie gleich montags starten, und eine Gesichtsmassage ist abends besonders wohltuend.

Auf einen Blick

Ganz oben finden Sie direkt unter der Tippüberschrift eine Kurzinfo, um was es bei diesem Kraftmacher geht und was er Ihnen nützt. Hier können Sie auch schon mal überlegen, wann Sie loslegen und die 7 Minuten für sich einplanen. Bei der Planung hilft ebenfalls der Abschnitt »So geht's«.

Persönliches

Danach erzähle ich Ihnen, wie dieser Tipp in mein Leben gestolpert ist oder warum ich ihn für uns ausgesucht habe. Denn auch ich brauche öfter kleine Einheiten, 7-Minuten-Übungen, die mir helfen, mich aufzurichten und meine Krone wieder gerade zu rücken. Dinge, die mich emotional stabilisieren, wenn es nicht rundläuft, ich stark belastet bin oder einen Hänger habe. Die meisten basieren auf Studienergebnissen aus der Medizin, Ernährungsforschung oder Psychologie, einige sind überraschend oder auch witzig. Und alle sind persönlich getestet – von mir!

So wirkt's

Hier stehen kurz und knapp die wichtigsten, oft sogar nachgewiesenen Wirkungen des Kraftmachers für Körper und Psyche in Stichpunkten. Damit Sie gleich sehen können, ob es das ist, was Sie brauchen.

So geht's

Hier kommt die praktische Anleitung zu dem 7-Minuten-Kraftmacher des Tages. Lesen Sie die Übung, die Anwendung oder das Rezept kurz durch, und starten Sie gleich oder zu der Tageszeit, die Sie dafür vorgesehen haben. Falls Sie erinnert werden möchten, stellen Sie sich Ihren Handywecker auf den Zeitpunkt, wann Sie loslegen wollen, oder machen Sie sich eine Notiz, die Sie auf Ihren Schreibtisch oder den Esstisch legen. Oder machen Sie es wie ich: Schreiben Sie es in Ihre Handinnenfläche.

Das Wichtigste bleibt aber: Tun Sie es einfach! Sagen Sie nicht gleich: Oh nee, das kann ich nicht. Weil diese kleinen Lebenshelfer einfach jede/r kann, außerdem lernen Sie etwas dazu: jeden Tag und ab sofort. Im besten Fall aber – und den garantiere ich jetzt einfach mal aus eigener Erfahrung – fühlt sich der Kraftmacher vor allem gut an und schenkt Ihnen einen Impuls und damit oft eine Extraportion Kraft und Gelassenheit! Und das sieben Wochen lang, täglich und – wenn Sie sich dran gewöhnen können – sogar auf lange Sicht.

Deshalb funktioniert's

Jeder Kraftmacher stellt etwas anderes mit Ihnen an. Was er genau bewirkt und wie das geschieht, erfahren Sie hier. Erprobt oder auch wissenschaftlich geprüft sind die meisten der kleinen Helfer, die die Psyche wieder stark machen können. Sofern sie aus der Naturheilkunde stammen, blicken sie außerdem auf eine lange Erfahrungsgeschichte zurück. Viele Anwendungen sind seit Jahrtausenden beschrieben, etwa in der Traditionellen Chinesischen Medizin (TCM), dem indischen Ayurveda oder durch Heilkundige aus dem europäischen Raum wie Hildegard von Bingen, Paracelsus oder Pfarrer Sebastian Kneipp. Zu vielen Methoden gibt es mittlerweile wissenschaftliche Untersuchungen, die uns zum einen Sicherheit schenken und gar nicht so selten auch unterhaltsam sind. Wenn man versteht, warum eine Anleitung oder ein Rezept hilft, motiviert es gleich noch mehr, es regelmäßig anzuwenden. Am Ende des Buches finden Sie eine Auswahl der Untersuchungen und Bücher, in denen Sie weiterlesen können, wenn Sie ein Tipp und seine Herkunft besonders interessiert.

++++ 7-Minuten-Ticker ++++

So, und jetzt kommt wieder das Beste für uns Menschen mit wenig Zeit, die aber trotzdem gern mehr Kraft und Ruhe in ihrem Leben hätten: Sie brauchen für jede Anwendung, jede Übung und jedes Rezept maximal 7 Minuten. Manchmal dienen diese auch der Vorbereitung für einen späteren Zeitpunkt. Entscheiden Sie, ob Sie den Kraftmacher genau 7 Minuten lang üben, aber auch verkürzen oder verlängern – ganz wie Sie möchten.

Ankertag

So, und da wären wir auch schon bei den Seiten in diesem Buch, die am Ende jeder Woche folgen. Diese Tage der Reflexion nenne ich »Ankertage«. Der Begriff »Anker setzen« stammt ja aus der Psychologie und bedeutet so viel wie, dass man sich die Zeit nimmt, um positive Erfahrungen, die man mit den Kraftmachern in der Woche gemacht hat, innerlich zu verfestigen.

Dazu gehen Sie die Tipps der Woche ge-

danklich noch mal durch und können zur Bewertung die Smileys ankreuzen, je nachdem, ob Sie den Kraftmacher super ☺ oder blöd ☹, aber vielleicht auch noch mal einen Versuch wert 😐 finden. Entscheiden Sie dann, welchen oder sogar welche Kraftmacher Sie an diesem Tag noch mal ausprobieren möchten. Außerdem finden Sie auch Platz, um eigene Ideen zu notieren, was Ihnen aufgefallen ist oder wie Sie einen Kraftmacher noch für sich verbessern können. Vielleicht haben Sie nach den ersten Wochen schon automatisch den einen oder anderen Tipp in Ihren Alltag übernommen. Oder Sie merken, dass sich unbewusst, aber merklich etwas verändert hat und Sie sich besser und stärker fühlen. Prima, da geht's lang!
An den Ankertagen gebe ich Ihnen immer noch eine Idee mit, wie Sie den einen oder anderen Kraftmacher variieren können. Probieren Sie es aus, oder bleiben Sie beim ursprünglichen Tipp, wenn der für Sie gut passt.

Viel Spaß!

So, jetzt können Sie loslegen, einen Kraftmacher nach dem anderen, die Stoppuhr gestellt oder auch nur so. Dabei wünsche ich Ihnen, dass Sie es sich richtig gut gehen lassen. Sie werden das Richtige und Wichtige für sich in diesem Buch finden. Was Ihnen nicht gefällt, streichen Sie einfach – Schwamm drüber. Ich verspreche Ihnen: Wenn Sie sich jeden Tag in den nächsten sieben Wochen 7 Minuten schenken für einen Kraftmacher pro Tag, werden Sie sich bald ein ganzes Stück besser fühlen.
Die Kraftmacher, die Sie ab jetzt ausprobieren, lieben lernen oder aussortieren, kommen aus sieben unterschiedlichen Lebensstilbereichen, die alle intensiv auf unser seelisches und psychisches Wohlbefinden wirken. Das Folgende steckt hinter Kraftmacher 1 bis 7.

1. Gesundheit

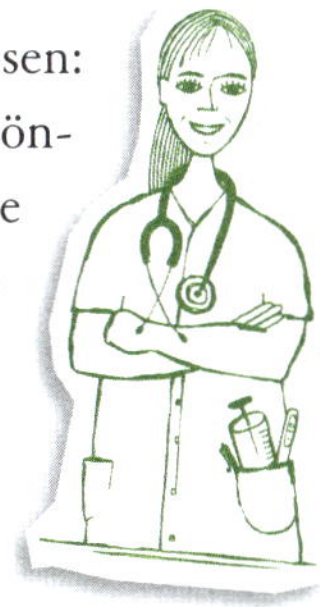

Was die wenigsten wissen: Durch körperliche Reize können wir prima unsere Psyche beeinflussen. Alltägliches wie Pflanzen, Farben oder Geräusche hilft, uns fröhlicher oder stärker zu machen. Außerdem lernen Sie, mit einfachen Übungen Ihren Entspannungsnerv, den Vagus, zu stimulieren. Erst lässt der ganze Körper locker und dann auch der Geist.

2. Mind-Body-Medizin (MBM)

Achtsamkeit und Entspannung sind heilsam. Wenn wir ruhig und im Moment sind, heilt der Körper sich selbst, unser Immunsystem läuft auf Hochtouren, alles wird repariert, und kreative Gedanken können fließen. Geist und Psyche *(mind)*, Körper *(body)* und Verhalten beeinflussen sich wechselseitig. Hier erfahren Sie, wie dies gelingen kann. Indem wir zum Beispiel lernen, anders über Stress zu denken, Stille zu genießen, angenehme Rituale in unseren Alltag einzubauen oder uns für ein neues Hobby zu begeistern.

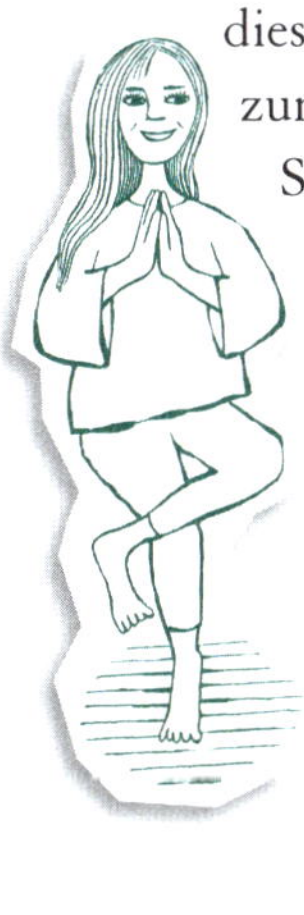

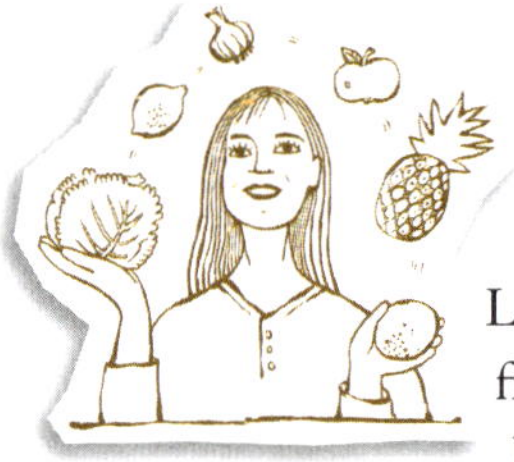

3. Ernährung

Modernste Forschung bringt immer mehr ans Licht: Was wir essen, beeinflusst auch unsere Psyche. Essen kann tatsächlich glücklicher machen und uns aufmerksamer, leistungsfähiger sowie stressresistenter werden lassen. Mit den schnellen Rezepten in diesem Kapitel entdecken Sie, wie gut Medizin für Ihr körperliches und seelisches Gleichgewicht schmecken kann.

4. Selbstreflexion

Die innere Einstellung ist es, die uns zufriedener und selbstbewusst machen kann. Zum Glück kann man das mit kleinen speziellen Kraftmachern üben. Die helfen bei Krisen und Stress, endlich cooler zu reagieren, oder stärken uns selbst dann den Rücken, wenn wir uns in bohrenden Selbstzweifeln baden. Auch Optimistin zu werden, kann man lernen. Eine starke Haltung macht uns gerade und standhaft.

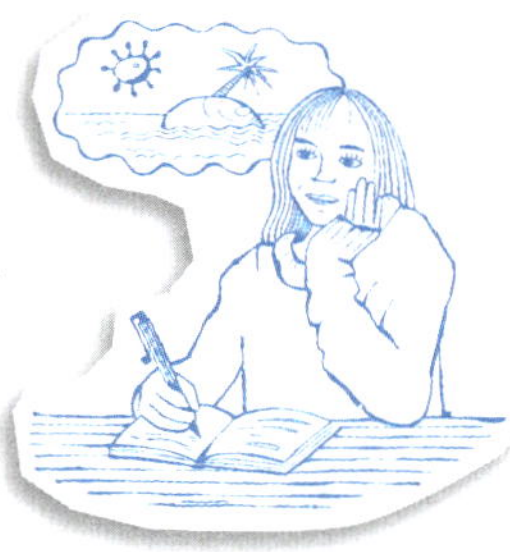

5. Bewegung

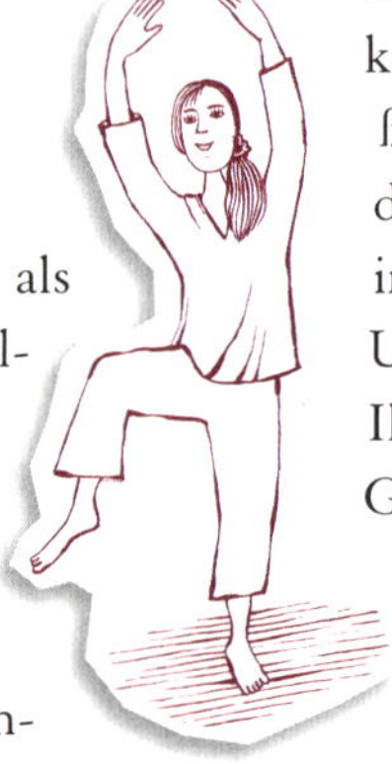

Bewegung gilt mittlerweile als ganzheitlich wirksames Heilmittel. Denn aktiv zu sein, durchflutet den ganzen Körper und auch den Kopf mit Energie, Sauerstoff und Hormonen und ist damit ein wunderbarer Schutz gegen trübe Tage oder wenn es mal alles zu viel wird. 7 Minuten reichen, um Angst abzuschütteln, mit Rückwärtsgehen die Perspektive zu verändern, mit Sonnengrüßen die Laune zu verbessern oder mit Hüpfen den Stress abperlen zu lassen. Gleichzeitig macht's auch noch fit.

6. Ich & Du - Liebe

Manchmal gehen uns alle und alles auf die Nerven, oder wir verstehen uns selbst nicht. Dauerhaft ist das weder lustig noch gesund. Momente hingegen, in denen wir mit uns selbst im Kontakt sind und mit Freunden und Familie das Leben feiern, sind extrem guttuend und stärken unsere psychische Widerstandskraft. Probieren Sie es doch auch mal mit ordentlich Fluchen, Kuscheln, Sich-selbst-Verzeihen, oder machen Sie ein Date mit sich oder Ihrer Zukunft.

7. Schönheit – außen wie innen

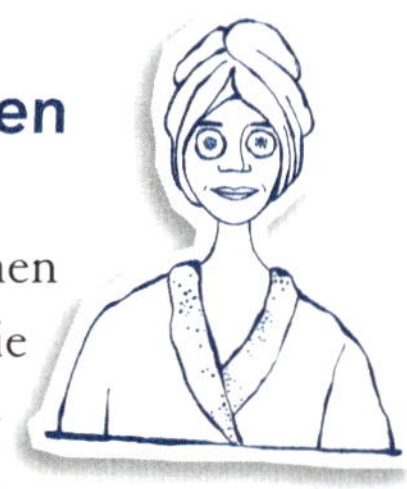

Dass Schönheit von innen kommt, stimmt. Aber Sie können auch viel von außen dazu beitragen. Indem Sie es sich so richtig gut gehen lassen im Basenbad für kritische Momente, Ihren Urlaub mal anders planen, besser schlafen, Ihre Augen wach massieren oder Ihrem Gesicht schlicht kaltes Wasser zum Immunsystem-Boostern angedeihen lassen. Alles tut gut und macht schöner – wie am Körper, so im Geist.

VORBEREITUNG FÜR WOCHE 1

Diese Zutaten und Utensilien brauchen Sie
für die Kraftmacher in der ersten Woche:

- Fürs Zeitmessen: Wecker oder Timer des Handys

- Für einen Löwenzahnsalat:
  → 1 Bund Löwenzahn
  → Bio-Zitrone
  → Oliven- oder Nussöl
  → 1 Knoblauchzehe

- Für ein Löwenzahnpesto:
  → 2 Knoblauchzehen
  → 1 Bund Löwenzahn
  → Salz
  → Olivenöl
  → Sonnenblumenkerne
  → Pfeffer
  → Parmesan

- In den Wintermonaten: Löwenzahntee oder -presssaft

- Zungenschaber

- Möglicherweise (kann, muss aber nicht):
  → Zwitscherbox oder Vogelstimmen-App

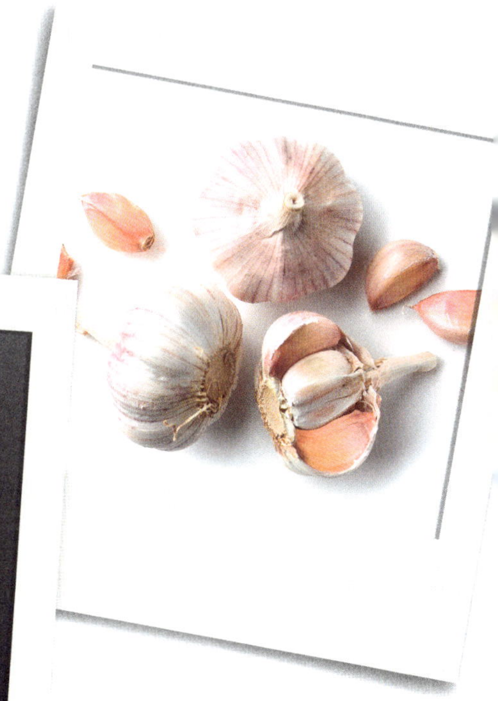

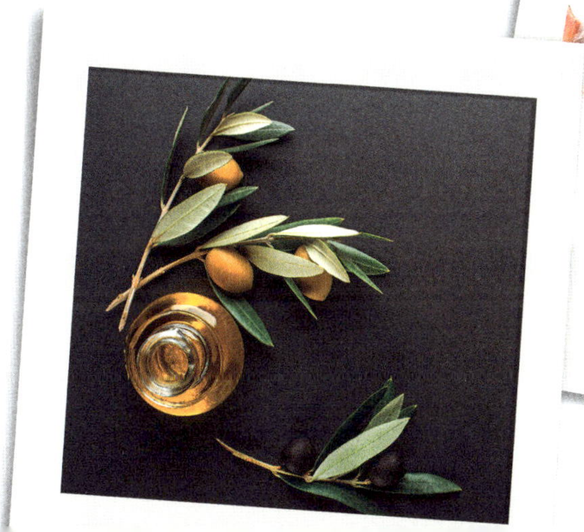

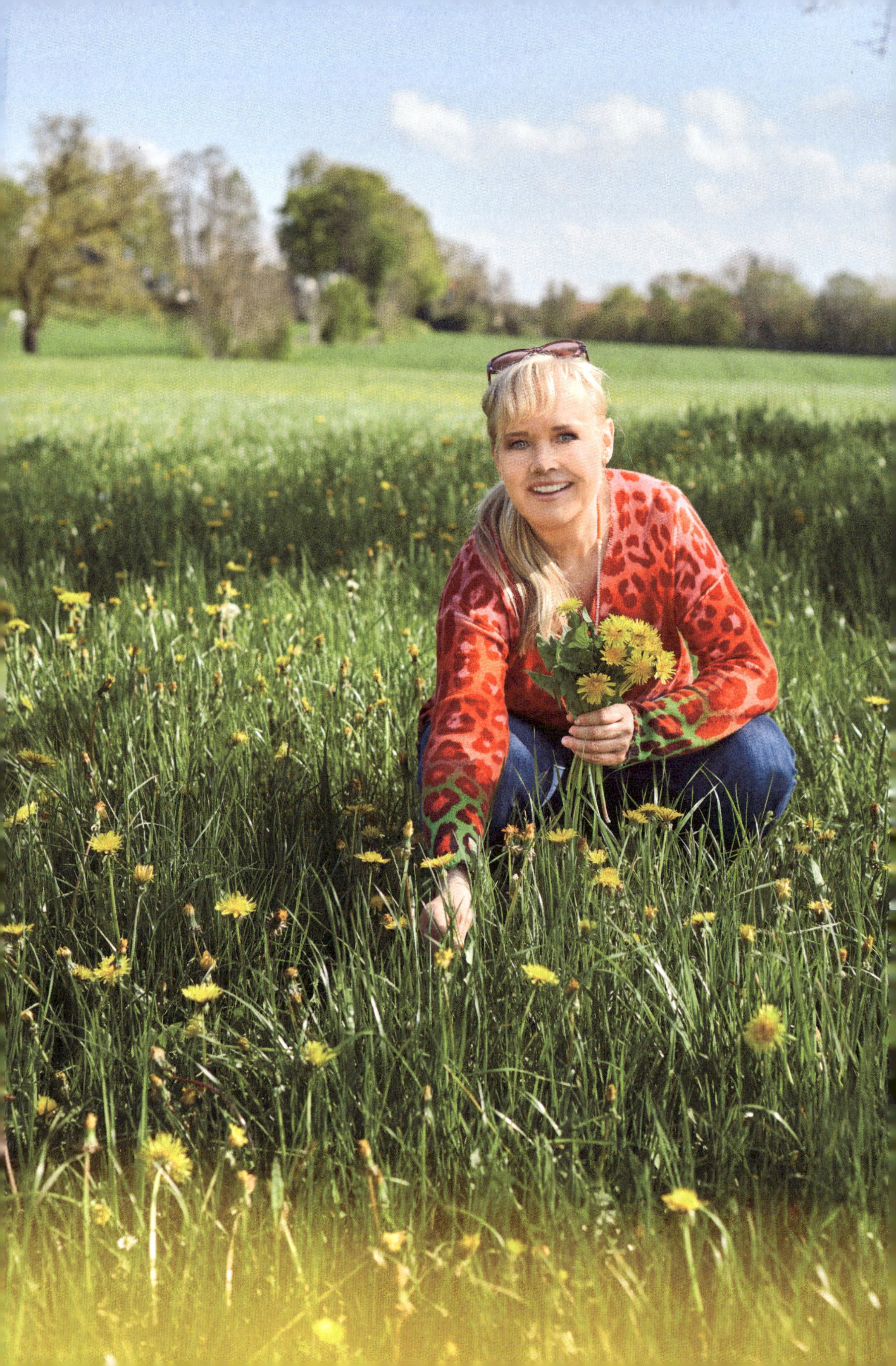

WOCHE

1

In der ersten Woche erwarten Sie sieben Kraftmacher, bei denen Sie Vogelstimmen lauschen, 7 Minuten Stille als Leichtmacher erleben, sich mit dem Leberstärker Löwenzahn bekannt machen, einen Trick zum Cooler-Werden ausprobieren, mal richtig auf den Tisch hauen, ordentlich fluchen, um sich gleich besser zu fühlen, und Ihr Immunsystem mit einem kalten Gesichtsguss pushen.

ZWITSCHER, ZWITSCHER

Vogelstimmen für innere Ruhe

AUF EINEN BLICK: Alle Geräusche, die uns umgeben, wirken auf unser Wohlbefinden. Manche – wie etwa Verkehrs- oder Baustellenlärm – können uns ganz schön stressen. Andere sind wiederum regelrecht heilsam. Besonders wohltuend ist offenbar das Pfeifkonzert von Singvögeln, denn dies erzeugt in uns – auch bei Stadtmenschen (!) – das innere Bild einer intakten Natur. Hören Sie deshalb heute mal 7 Minuten lang hin, wo gezwitschert wird.

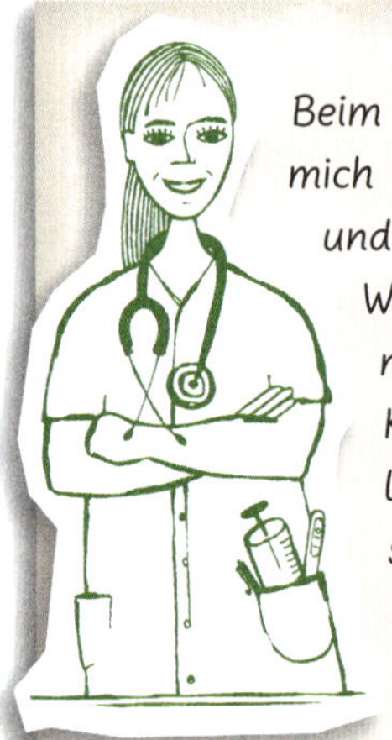

Beim ersten Mal habe ich mich so richtig erschrocken und dachte, ich steh im Walde. Wenn man bei meiner Freundin aufs Klo geht, fängt es plötzlich wie wild an zu zwitschern. Es dauerte ein bisschen, bis ich rausgefunden hatte, dass dieses Pfeifkonzert aus einem kleinen, mit Bewegungsmelder ausgestatteten Holzhäuschen auf dem Board hinter mir kam. Was für eine lustige Idee! Ob die Hausherrin wohl ahnte, dass das Gezwitscher nicht nur auf originelle Art unliebsame Geräusche übertönt, sondern sogar heilsam ist? Da gehe ich bei ihr doch gleich noch viel lieber aufs nicht mehr stille Örtchen.

So wirkt's

- Ängste mildernd
- Katastrophisieren wird gestoppt
- stressmindernd
- stimmungsaufhellend

So geht's

Nutzen Sie Ihre 7 Minuten heute, gehen Sie hinaus in den Park mit vielen Bäumen und Gehölzen oder in einen nahen Wald, und lauschen Sie. Wenn Sie Vogelstimmen hören, bleiben Sie stehen, schließen Sie die Augen, und lauschen Sie:

- Aus welcher Richtung kommen die Stimmen?
- Sind es viele Vögel oder eher wenige?
- Wie viele unterschiedliche mögen es sein?
- Wer »spricht« wohl mit wem?
- Was löst das Gezwitscher in Ihnen aus? (Freude, Neugier, erst mal gar nichts?)

Sollten Sie technikaffin sein, dann können Sie sich Vogelgezwitscher bei YouTube anhören oder auf Ihr Smartphone herunterladen. Es gibt auch Zwitscherboxen für zu Hause – und nicht nur für die Gästetoilette (Dekogeschäfte, Internet). Und wenn Sie mehr »verstehen« möchten, wer da quatscht: www.deutsche-vogelstimmen.de.

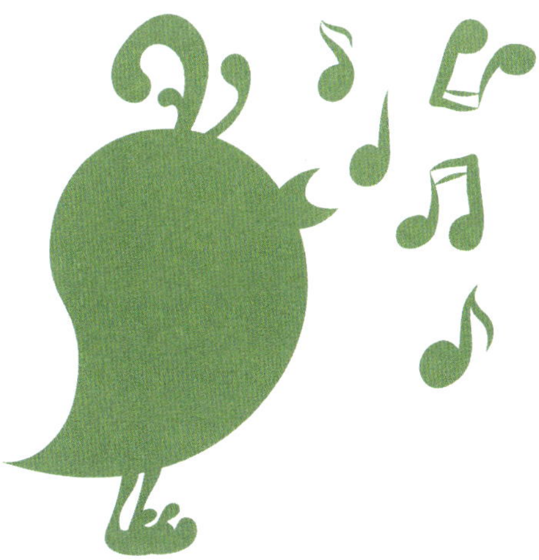

Deshalb funktioniert's

Wenn es uns nicht gut geht und wir uns psychisch belastet fühlen, dann hilft es, die Aufmerksamkeit auf etwas zu richten, was uns aufbaut. Studien haben gezeigt, dass sich beim Lauschen auf Naturgeräusche ein Gefühl von Sicherheit und Geborgenheit einstellt. Denn offenbar wirken Meeresrauschen, plätscherndes Wasser oder Vogelgezwitscher in besonderer Weise auf unser Gehirn: Stresshormone werden abgebaut, wir entspannen uns und sind wieder in der Lage, klarer zu denken.

Neurobiologinnen erklären die positiven Effekte durch Verhaltensweisen, die uns seit Urzeiten geholfen haben zu überleben: Während hektisches Vogelgeflatter vom Gehirn als Gefahrensignal gedeutet wird und unruhig macht, signalisiert uns Vogelgezwitscher Sicherheit: alles in Ordnung bei den gefiederten Sängern, also auch bei uns. Diese Wirkung lässt sich sogar anhand von Hirnwellen messen. Während es plätschert und Rotkehlchen, Spatz und Kohlmeise vor sich hin tirilieren, organisiert sich unsere Steuerzentrale im Kopf neu. Sie wird so angeregt, dass wir unsere Gedanken fließen lassen können und bei uns sind. Der Effekt ließ sich in Untersuchungen vor allem bei gestressten Teilnehmern beobachten. Eine neuere Studie zeigte, dass, während Verkehrslärm uns depressiv stimmen kann, das Hören von Vogelstimmen hingegen Ängstlichkeit und Verfolgungsgedanken (Paranoia) verringerte. Im Experiment funktionierte das sogar mit aufgenommenen Vogelstimmen. Die Forscher fanden aber auch heraus, dass sich die wohltuenden Effekte in der freien Natur noch verstärken. Also raus zu Amsel, Drossel, Fink und Star!

KRAFTMACHER 2

KRAFT DER STILLE

Reset für klare Gedanken

AUF EINEN BLICK: Was tun, wenn man sich mal so richtig mies fühlt? Als Erstes Tee trinken und mit einer einfachen Übung durchatmen. Achtsamkeitsbasierte Techniken können dabei helfen, aus einer Abwärtsspirale von negativen Gefühlen und Selbstvorwürfen auszusteigen. Das Rezept ist einfach, und wie wir aus zahlreichen Studien wissen, hochwirksam: still sitzen, sich auf seinen Atem konzentrieren, die eigenen Emotionen und den eigenen Körper bewusst wahrnehmen. Und: üben, üben, üben. Los geht's heute.

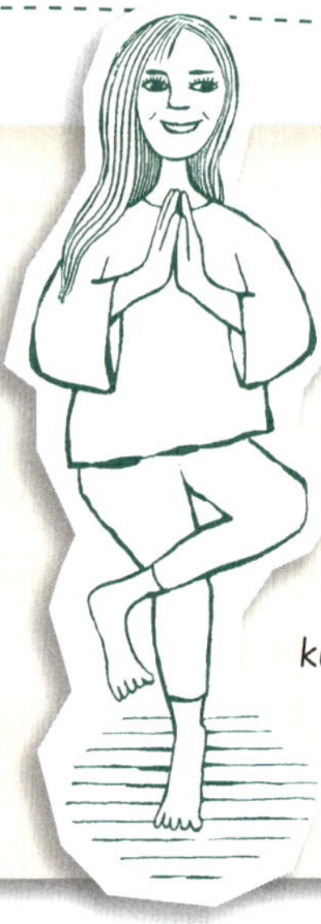

Dass man nicht weiß, wo einem der Kopf steht, dieses Sprichwort kennt jeder und den Zustand vermutlich auch. Wir denken, kümmern uns, sorgen uns, planen, überlegen, lassen Geschehenes Revue passieren und bewerten den ganzen Tag. Das macht müde und unsere Gedanken wirr. Mal nichts zu denken, ist nicht besonders in Mode, aber heilsam. Bremsen Sie Ihren Kopf heute mal so richtig aus, damit Sie sich wieder entspannen und klar denken können. Dann steigt auch die Laune, das Drama und die Traurigkeit weichen.

So wirkt's

- schafft Abstand
- Stille als Kraftquelle
- bessere Gedanken
- gibt das gute Gefühl, sich selbst beruhigen zu können

So geht's

Suchen Sie sich einen ruhigen Platz, am besten in der Natur, in einem Park oder einem Garten. Wählen Sie den Platz so, dass Sie sich ungestört und sicher fühlen. Ein Balkon oder ein Sofa geht auch.

- Stellen Sie sich einen Timer auf 7 Minuten.
- Konzentrieren Sie sich nun auf Ihr unmittelbares Umfeld, und versuchen Sie, fünf verschiedene Dinge wahrzunehmen, die Ihre Aufmerksamkeit fesseln. Es kann ein Blatt am Baum sein, das im Wind schaukelt, ein Schmetterling oder eine Biene, der Sie mit Blicken folgen. Nutzen Sie dazu alle Ihre Sinne. Was sehen, riechen, fühlen, hören Sie?
- Wenn Ihre Gedanken abschweifen, ist das in Ordnung. Versuchen Sie aber, sie wieder zurück auf Ihr Objekt zu lenken, dem Sie sich gerade widmen.
- Wenn der Timer klingelt, strecken Sie sich einmal, atmen tief durch und loben sich für Ihre Geduld.

Psst!

Deshalb funktioniert's

Stille kann man nicht erzwingen, sie muss aus uns selbst heraus erwachsen, und das können wir trainieren. Ende der 1970er-Jahre entwickelte der Medizinprofessor Jon Kabat-Zinn am University of Massachusetts Medical Center die achtsamkeitsbasierte Stressreduktion. Diese Methode zog dann in ihrem Siegeszug rund um die Welt. Psychiaterinnen und Psychotherapeuten empfehlen sie, wenn es darum geht, Stresspegel zu senken und das psychische Wohlbefinden zu verbessern. Gelehrt wird diese Technik in einem achtwöchigen Workshop mit mehrstündigen Gruppensitzungen. So werden zwar keine Probleme gelöst, aber man kann eine andere Haltung zu negativen Gedanken und Emotionen entwickeln. Wir lassen die Gedanken einfach vorbeiziehen und erkennen, dass sie »nur« das sind, was sie sind: Gedanken und Gefühle, die in uns entstehen – und nicht unbedingt die Wahrheit. So werden aus »Ich bin einfach nichts wert« oder »Ich schaff das alles nicht« oder »Alles meine Schuld« einfach nur noch Gedanken. Wie effektiv diese achtsamkeitsbasierten Methoden wirken, ist mittlerweile gut untersucht. Zwanzig Jahre später bilden sie sogar eine anerkannte Therapie zur Vorbeugung von wiederkehrenden Depressionen. In einer wissenschaftlichen Studie hat sich herausgestellt, dass die Achtsamkeitstherapie genauso gut wirkt wie Antidepressiva zur Vorbeugung einer erneuten Depression!

So geht's auch

Ganz gleich, wo Sie gerade sind, bei der Arbeit, zu Hause, in der S-Bahn: Nehmen Sie 1 bis 2 Minuten lang Ihre Umgebung ganz bewusst wahr. Beobachten Sie sich dabei, wohin Ihr Blick geht. Wählen Sie gezielt das, was Sie ansehen möchten. Machen Sie dies 1 bis 2 Minuten. So gewinnen Sie die Kontrolle, können sich innerlich neu ausrichten und entscheiden ganz allein, welche äußeren Eindrücke Sie jetzt beeinflussen!

WUNDERKRAUT LÖWENZAHN

Leberschutz für jeden Tag

AUF EINEN BLICK: Im Frühling sprießt er auf jeder Wiese zur Freude der Bienen und zum Frust des Gärtners. Löwenzahn mit seinen strahlend gelben Blüten, die sich im Lauf des Sommers zur Pusteblume wandeln, ist nicht nur hübsch, sondern auch exzellenter Gesundheitsschutz und Wachmacher in einem. Unsere Leber, die Entgiftungszentrale im Körper, liebt dieses Wildkraut, das von der Wurzel bis zur Blüte essbar ist.

Sie haben den Satz vielleicht schon mal gehört: »Der Schmerz der Leber ist die Müdigkeit.« Selbst wenn es der Leber schlecht geht, werden wir uns dabei immer »nur« schlaff und nicht leistungsfähig fühlen. Was daran liegt, dass unsere Entgiftungszentrale bis auf die Kapsel kaum Nerven hat, die Schmerzen melden könnten. Deshalb finde ich es wichtig, zum einen alle zwei Jahre bei der Hausärztin seine Leberwerte bestimmen zu lassen und zum anderen immer mal was aktiv für seine Leber zu tun. Heute stehen deshalb Löwenzahn pflücken und daraus etwas Leckeres zaubern auf dem 7-Minuten-Programm. Oder Sie probieren den Löwenzahntee. Hochmotivierte starten gleich mit einer Leberkur.

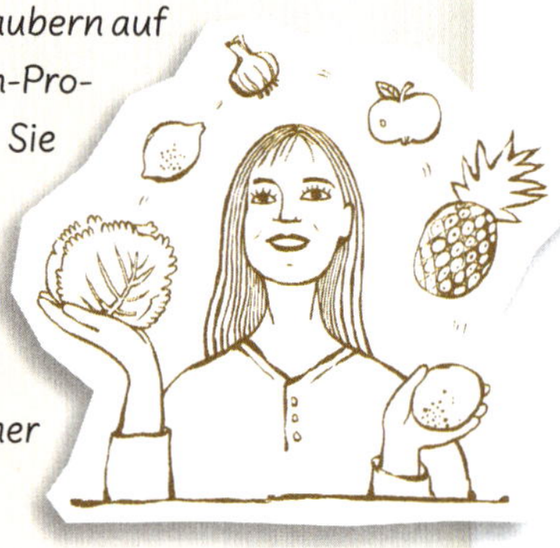

So wirkt's

- leberstärkend und wach machend
- entgiftungs- und verdauungsfördernd
- Blasen- und Gallentätigkeit anregend
- Gallefluss vermehrend

Vorsicht: Wer allergisch auf Korbblütler (etwa Kamille, Arnika, Sonnenblume) reagiert, sollte diesen Kraftmacher nicht ausprobieren.

So geht's

Auf diese Weise sollten Sie von April bis in den Herbst hinein fündig werden. Körbchen nicht vergessen! Da wir vor allem die Blätter verwenden, einfach fröhlich abzupfen. Die Blätter schmecken zart und weniger bitter, wenn die Löwenzahnpflanze noch keine Blüten hat. Jetzt enthält sie auch am meisten gesunde Bitterstoffe! Die Ernte gut unter fließendem Wasser säubern.
Auch ein paar Blüten mitnehmen, sie sind eine schöne Deko, man kann sie aber auch genauso gut wie die Blätter mitessen. Vorsicht bei dem weißlichen Saft im Stiel, der macht gern braune Flecken auf Haut und Kleidung. In der kalten Jahreszeit besorgen Sie sich im Reformhaus die Zutaten für Löwenzahntee oder -presssaft.
So geht's weiter:

LÖWENZAHNSALAT

Löwenzahnblätter unter andere Salatblätter mischen und mit einem Dressing aus ½ Bio-Zitrone, Oliven- oder Nussöl und 1 gehackten Knoblauchzehe servieren. Die Blätter haben einen würzigen, zartbitteren Geschmack, etwa wie Chicorée.

LÖWENZAHNPESTO

Für 1 Portion 2 Knoblauchzehen, 1 Bund Löwenzahn, 1 Prise Salz, 120 ml Olivenöl, 2 EL Sonnenblumenkerne, 1 Prise Pfeffer und 1 EL geriebenen Parmesan in ein hohes Gefäß oder einen Mixer geben und pürieren. Schmeckt zu Pasta oder als Aufstrich.

LÖWENZAHNTEE

Für 1 Tasse 1 bis 2 TL geschnittene Löwenzahnblätter und Blüten mit 1 Tasse kaltem Wasser kurz aufkochen, 10 Minuten ziehen lassen. Dann abgießen.

So geht's auch

Eine richtige Leberkur braucht nicht viel. Trinken Sie jeden Tag 3 Tassen Löwenzahntee nach dem Essen über 4 Wochen. Vorsicht: abends nicht zu spät, weil Löwenzahn harntreibend ist.
Alternativ: einen Presssaft (Reformhaus) vor den Mahlzeiten einnehmen – jeweils 1 EL verdünnt mit etwas Wasser. Diese Kur über 2 Wochen anwenden.

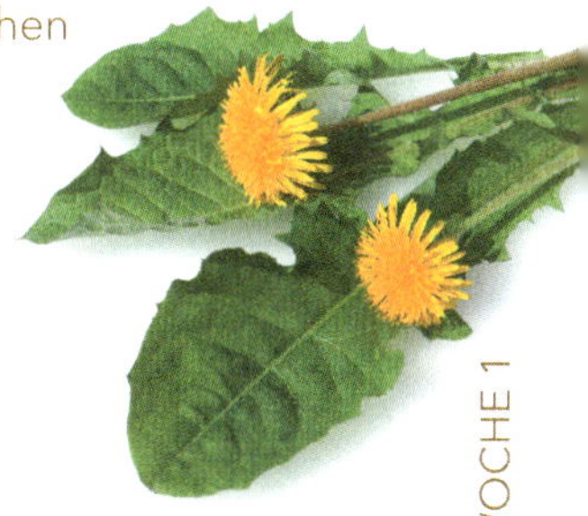

Deshalb funktioniert's

Neben einem beachtlichen Gehalt an Vitaminen und Mineralstoffen sind die Bitterstoffe im Löwenzahn das Besondere. In dem Wildkraut stecken nämlich selten vorkommende Triterpene, Sterole, Flavonoide und Cumarine. Sie regen die Bildung der Verdauungssäfte in Leber, Galle und Bauchspeicheldrüse an, sodass die Nahrung besser verwertet wird. Fetthaltiges wird so beispielsweise verträglicher.
Löwenzahn enthält reichlich Carotinoide, den darmgesunden Ballaststoff Inulin sowie die Vitamine C, E und aus der B-Gruppe. Außerdem Mineralstoffe, vor allem Kalium, und auch Spurenelemente wie Zink und Kupfer, die wichtig sind fürs Immunsystem. Durch diesen Mix werden die Nieren- und Lebertätigkeit sowie die Verdauung und Entgiftungsprozesse angeregt. Bei akuten Gallensteinleiden oder Nierenschwäche sollten Sie auf Löwenzahn lieber verzichten.

COOLER REAGIEREN

Einfach mal die Perspektive wechseln

AUF EINEN BLICK: Das Pech verfolgt Sie? Gerade ist einfach alles zu viel, keiner versteht Sie, und am liebsten würden Sie die Wände hochlaufen? Oder Sie fühlen sich gelähmt, weil Sie gar nicht wissen, was Sie zuerst tun sollen? Dann empfiehlt es sich, eine Distanz zur Situation aufzubauen. In solchen Lebenslagen, wenn Sie wütend oder irritiert sind, ist ein Perspektivwechsel hilfreich, um wieder klarzusehen.

An manchen Tagen scheint alles schiefzugehen: Morgens fehlen Milch und Brot, die Kinder streiten und verpassen den Bus, später stehe ich an der falschen Supermarktkasse an, ein Meeting habe ich komplett verpennt, die Kinder kommen schlecht gelaunt aus der Schule. Dann reicht es irgendwann. Bevor ich ausflippe, hilft mir Self Distancing (etwa: mich von mir selbst zu distanzieren) oder die Fly-on-the-wall-*Perspektive (von oben wie eine Fliege an der Wand die ganze Situation beobachten). Mich in Gedanken von außen zu betrachten, ist befreiend und kocht den Frust runter. Versuchen Sie es heute mal in einer angespannten Situation, um wieder Atem schöpfen zu können und sich von negativen Emotionen zu lösen.*

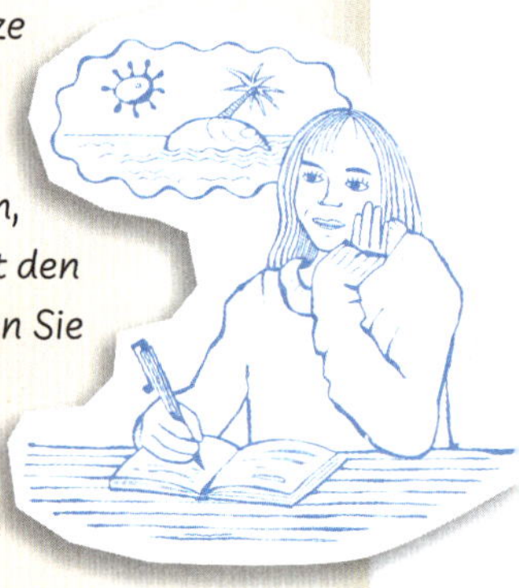

So wirkt's

- raus aus negativen Gedankenspiralen
- fördert angemessenere Reaktionen
- mildert Aggressionen
- lässt emotionale und kognitive Kontrolle zurückgewinnen
- langfristig besserer Umgang mit Wut und Ärger

So geht's

Sie können die Methode jederzeit anwenden, im Job oder auch in einem Gespräch, das vielleicht zu entgleisen droht. Der andere wird nicht merken, dass Sie sich gerade beobachten, aber es wird für Sie einfacher, die Krise mit kühlerem Kopf zu meistern. Hier sind zwei Ansätze, die gut funktionieren:

- **Bei Ärger, Wut und Frust:** Wenn Sie in einer emotional aufgeladenen Situation stecken, versuchen Sie, sich vorzustellen, Sie sähen sich aus der Ferne zu, wie Sie gerade agieren. Indem Sie den Fokus ändern von sich in der Situation zu dem des Menschen oder der unsichtbaren Fliege, die von außen zuschaut, können Sie Ihre emotionalen Reaktionen einen Moment lang klarer beurteilen. Wie finden Sie Ihr Handeln? Was denken Sie über Ihre Ansätze oder Worte? Was würden Sie sich oder jemand anderem in Ihrer Lage empfehlen? So ist es möglich, wieder klarere Gedanken zu fassen und die Gefühle zu normalisieren. Also: tief durchatmen.
- **Bei »Aufschieberitis« (Prokrastination):** Sehen Sie sich selbst aus der Zukunft zu. Versuchen Sie, sich vorzustellen, wie Sie zurückblicken auf Ihr aktuelles Verhalten. Indem Sie diesen Zeitraum erschaffen, konzentrieren Sie sich nicht mehr auf die Gegenwart und können das Geschehen und seine Konsequenzen in einem breiteren Kontext betrachten: Wenn Sie jetzt etwas aufschieben, müssen Sie später mehr arbeiten und haben mehr Stress oder verpassen wichtige Termine. Kann dieses konkrete Wissen Sie motivieren? Also: gleich loslegen!

Deshalb funktioniert's

Wir sind so gestrickt, dass wir uns in Situationen, die uns Stress bereiten, punktgenau auf diese Ereignisse konzentrieren. Es muss doch eine Lösung geben, verflixt noch mal. So betrachten wir eine aufgeladene Situation aber weder in Ruhe noch sachlich. Wir verstricken uns vielmehr in die Lage, in die wir uns emotional bugsiert haben. Ähnlich ist es bei unangenehmen Dingen, die wir verzögern, obwohl uns das schlechte Gefühle bereitet.

In dem Moment, in dem Sie beschließen, dass Sie eine andere Perspektive – nämlich die von außen – einnehmen, erlauben Sie Ihren Gefühlen, sich zu beruhigen und die Situation klarzusehen. Und keine Angst vor Ihrer verzögerten Reaktion, manchmal nimmt das sogar den Stress aus der aktuellen Krise.

Das Wichtigste an dieser Technik ist die Herstellung eines virtuellen Raums, in dem Sie einen Schritt von dem Problem zurücktreten können, das Ihnen zu schaffen macht. So bekommen Sie Abstand zwischen sich und Ihren aktuellen Emotionen. Es gelingt ihnen leichter, sich auf Fähigkeiten und Erfahrungen zu besinnen, die jetzt hilfreich sind. So lassen Sie sich nicht mehr so einfach von Ihren negativen Emotionen überwältigen. Üben hilft auch hier, mit jedem Mal klappt es besser.

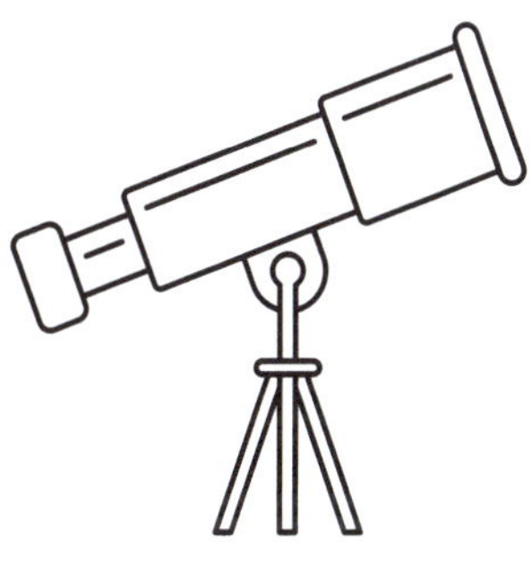

+++++++ Wenn heute Stress oder Ärger aufkommt, innehalten und die Übungen anwenden +++++++

KRAFTMACHER 5

HEUTE SCHON GETROMMELT?

Starker Rhythmus gegen Wut und Ärger

AUF EINEN BLICK: Es macht Spaß und ist Ausdruck reinster Lebensfreude. Trommeln macht einfach glücklich. Wenn wir sauer oder wütend sind, hilft es dabei, die negativen Gefühle loszulassen. Und das Beste daran: Sie brauchen dafür auch kein Schlagzeug oder eine Djembe (die kleine Trommel für zwischen die Knie). Trommeln geht auf Tischen, Stühlen, mit den Händen, klatschend oder mit den Füßen stampfend jederzeit und überall, wo wir Rhythmus und Resonanz erzeugen möchten.

Wer einmal Mitglieder eines Urvolks trommeln gehört hat, weiß, was da für eine Power drinstecken kann. Rhythmisches Tanzen, Singen, aber insbesondere das Trommeln bringen unseren ganzen Körper dazu, sich nur noch auf die Schläge und den vorgegebenen Rhythmus einzuschwingen und mitzugehen. Sie müssen sich heute ja nicht gleich in Trance trommeln, können Sie aber … Entdecken Sie zum Stressabbau ein ganz altes Kulturgut, das macht Laune und hilft bei Kummer und wenn gerade alles zu viel ist. Diese kleine Übung hilft bei jeder Form von Verstimmung. Versuchen Sie einfach mal, ein einsetzendes Gewitter zu trommeln. Sie brauchen dazu nur Ihre Hände und eine Tischplatte.

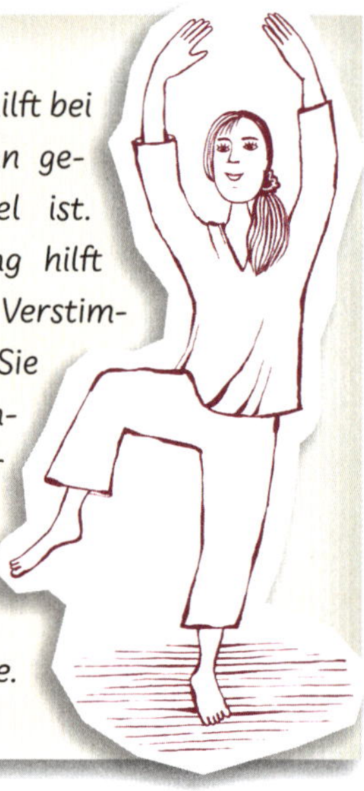

So wirkt's

- ausgleichend
- innere Unruhe besänftigend
- Stress abbauend
- gute Laune fördernd
- macht wieder locker

++++++++ Nur 7 Minuten? ++++++ Klar, ein ordentliches Gewitter auf die Tischplatte legen +++

So geht's

- Zuerst trommeln Sie mit den Fingerspitzen auf dem Tisch (es tröpfelt leicht).
- Dann trommeln Sie mit den Fingerflächen (es regnet).
- Sie trommeln jetzt mit den Handflächen (es schüttet),
- nun mit den Fäusten (es donnert).
- Sie klatschen in die Hände (es blitzt).
- Wenn Sie genug haben, strecken Sie Ihre Arme hoch über Ihren Kopf und bewegen sie in einem Kreis über die Seiten wieder herunter. Die Sonne geht auf …

Wollen Sie mehr davon? Wer Trommeln, solo oder in der Gruppe, richtig lernen will, für den lohnt sich ein Kurs an einer Musik- oder Volkshochschule. Lässige Internet-Tutorials für Einsteigerinnen gibt's auch auf YouTube.

Deshalb funktioniert's

Es liegen mittlerweile eine Vielzahl von Untersuchungen vor, die die positive Wirkung des Trommelns belegen. Deshalb ist diese Art des rhythmischen Musizierens auch fester Bestandteil von Musiktherapien, die begleitend bei einer ganzen Reihe von psychischen Erkrankungen eingesetzt werden.

Diese Art der Bewegung und des gleichzeitigen Erzeugens von Rhythmus und Ton ist eine Urform des menschlichen Ausdrucks. In früheren Zeiten vertrieb man böse Geister mit Trommeltönen. Bei Naturvölkern werden Heilrituale gegen Krankheiten von Trommeln begleitet. Heute weiß man, dass der Vagus, unser Entspannungsnerv, hier stark aktiviert wird. Zu den Signalen, auf die er besonders reagiert, gehören sogenannte niederfrequente Schwingungen, wie sie beim Trommeln, Klatschen oder auch Stampfen erzeugt werden. Dann aktiviert er die Verbindung der Hirnareale, die zuständig für die Verarbeitung von Gefühlen und Gedanken sind, sowie das Immunsystem.

Viele psychische Krankheiten werden von entzündlichen Immunreaktionen gegen den eigenen Körper begleitet. Jüngere Studien haben gezeigt, dass sich bei Menschen mit Depressionen oder Ängsten durch die Trommeltherapie das Immunsystem beruhigen konnte. Außerdem lassen sich beim Trommeln innere Spannungen lösen, Stress und Aggressionen klingen ab. Einerseits können wir durch das Trommeln Gefühle nach außen kehren, andererseits können sich negative oder lähmende Gedanken nicht weiter ausbreiten, wenn wir uns auf einen bestimmten Rhythmus konzentrieren. Das hilft, Emotionen wie Wut, Hass, Trauer und Enttäuschung zu verarbeiten. Besonders gut wirkt ein Rhythmus von etwa sechzig Schlägen pro Minute. Er beruhigt umgehend die Herz- und Atemfrequenz sowie den Blutdruck.

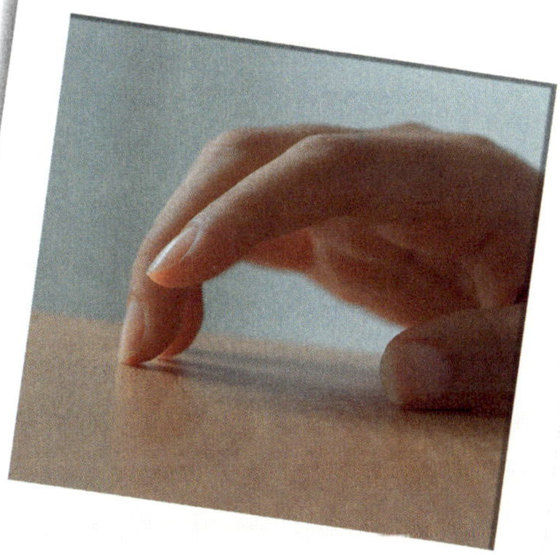

KRAFTMACHER 6

FLUCHEN ERLAUBT

Wortgewitter für mehr Leichtigkeit

AUF EINEN BLICK: Bei Missgeschicken rutscht uns schon mal ein beherztes »F…« heraus, vielleicht das altbekannte »Sch…« oder auch nur »Mist!«, wenn wir mit dem Kopf an der Schranktür anstoßen oder uns der Computer abstürzt. Wenn wir gesund mit negativen Gefühlen wie Wut, Scham und Trauer umgehen, nehmen wir ihnen die Schlagkraft. Trauen Sie sich heute mal, Ihrer Wut Luft zu machen.

Okay, Fluchen ist nicht gerade gute Kinderstube, aber es hat auch was. Ist Ihnen schon mal aufgefallen, wie viel Franzosen und Italienerinnen fluchen? Die schmeißen unentwegt mit Kraftausdrücken um sich und gelten trotzdem als die charmantesten Völkchen Europas.

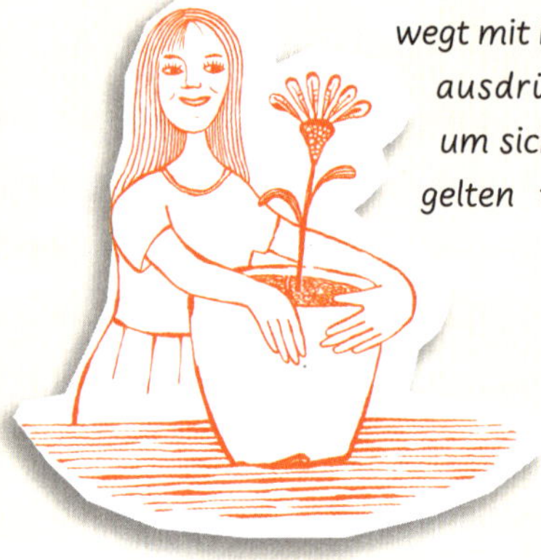

Wissen Sie, warum ich denke, dass Fluchen eigentlich unterbewertet ist? Eine Untersuchung hat gezeigt, dass, wer häufig schimpft, in Worten oder schriftlich, auch eher dazu neigt, die Wahrheit zu sagen, und dadurch authentischer auftritt. Und: Menschen mit einem häufigen Gebrauch von Flüchen besitzen offenbar einen breiteren Wortschatz und eine höhere Sprachkompetenz als diejenigen, die sich mit schlimmer Wortwahl vornehm zurückhalten. Das ist doch mal wieder interessant.

So wirkt's

- stressige Situationen mildernd
- schmerzlindernd
- vermeidet gewalttätige Eskalationen
- fördert danach ein Gefühl von Ruhe und Kontrolle

So geht's

Machen Sie sich locker! Fluchen Sie ruhig in Situationen, die Ihnen wehtun oder die schwer auszuhalten sind. Achten Sie allerdings möglichst darauf, dass Sie das – wie beim Autofahren – hinter geschlossenen Türen oder Fenstern tun. Oder Sie gehen raus in die Natur und schreien lieber einen Baum an als Ihr Gegenüber. Studien haben nämlich gezeigt, dass Menschen, die offen beschimpft werden, mit einem höheren Puls, beschleunigter Atmung und Gänsehaut reagieren und das natürlich nicht lustig finden.

Denken Sie sich ein paar gescheite Flüche aus, die für Sie funktionieren, und fluchen Sie ab jetzt ohne schlechtes Gewissen, wenn es Sie erleichtert. Achten Sie dabei auf zweierlei: Werden Sie nicht noch wütender, denn das wäre ungünstig für Sie und Ihre Gesundheit. Fluchen Sie am besten allein. Wenn das nicht geht, dann bitte, ohne andere Menschen um Sie herum direkt zu beleidigen. Sie sind auf alle Fälle in bester Gesellschaft, schon Mark Twain sagte: »Wenn Sie sauer sind, zählen Sie bis vier, wenn Sie sehr wütend sind, fluchen Sie.«

1-2-3-4

Deshalb funktioniert's

Jede Sprache kennt ihre Beleidigungen, Flüche und Schimpfwörter. Männer fluchen häufiger als Frauen. Kleine Jungs und Mädchen finden Beschimpfen sogar toll und lustig. Psychologen haben festgestellt, dass wir ein besseres Gedächtnis für Flüche haben als für neutrale Ausdrücke. Zudem wirken Kraftausdrücke wie ein Kitt für die Gesellschaft und helfen uns, friedlicher zusammenzuleben.

Das war wohl schon immer so: In jahrtausendealten Schriftstücken entdeckten Sprachforscher grobe Bezeichnungen für den menschlichen Körper und seine Funktionen. William Shakespeare würzte seine Dramen mit teilweise deftigem Vokabular. Denn Schimpfen, so wissen Psychologinnen, erleichtert uns. Fluchen wirkt wie ein Ventil für negative Emotionen, die wir sonst unterdrücken. Es wirkt reinigend. Verletzte, Kranke oder auch Frauen, die unter heftigen Schmerzen ein Kind auf die Welt bringen, brauchen Flüche, um so wenigstens für kurze Zeit den Schmerz auszuschalten. Leistungssportler können Niederlagen besser wegstecken, wenn Sie es verbal krachen lassen.

Fluchen kann auch ein Zeichen von Selbstausdruck sein und zeigen, dass wir etwas sehr ernst meinen. Und noch was Positives: Wer verbal explodiert, hält ansonsten meist die Hände und Füße still.

HALLO-WACH-GUSS

Schutzschild und Frischmacher

AUF EINEN BLICK: Heute kommt ein Hallo-wach-Tipp, der Sie richtig stark macht. Und er hört sich schlimmer an, als er sich anfühlt, versprochen! »Wasserdoktor« Sebastian Kneipp (1821–1897) erkannte schon im 19. Jahrhundert, wie viel man mit Wasser für die Gesundheit tun kann. Damit war er ein echter Naturheil-Trendsetter. Alle Kaltwasseranwendungen haben eine großartige Eigenschaft: Sie machen nicht »nur« wach und frisch, sondern stärken auch die Selbstheilungskräfte. Das geht in weniger als 7 Minuten!

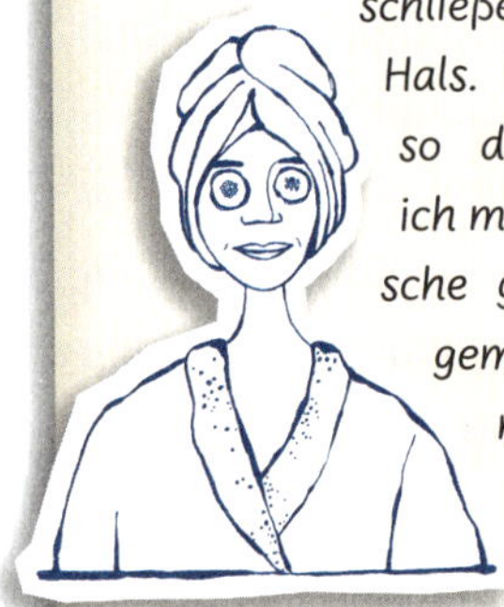

Ich möchte es nicht missen. Nach jeder heißen Dusche gibt's bei mir Kaltes. Erst auf die Beine, dann die Arme, anschließend auf Gesicht und Hals. Ich hab mich schon so dran gewöhnt, dass ich manchmal aus der Dusche gehe und gar nicht gemerkt habe, wie ich mich kalt abgeduscht habe. Bauch und Rücken abbrausen ist allerdings ehrlich gesagt nichts für mich. Dafür bin ich dann doch zu sehr Weichei. Aber das braucht's auch nicht. Für die Anregung der Körperabwehr reicht das kleine Programm total aus. Sie machen heute sogar nur eine Miniversion, um auf den Geschmack zu kommen. Ich empfehle hier den morgendlichen Kraftmacher so, wie er von der Abteilung Naturheilkunde der Universität zu Essen für eine kleine Studie »designt« wurde.

So wirkt's

- abwehrstärkend
- die Durchblutung anregend
- dient als Wachmacher
- sorgt für strahlende Haut

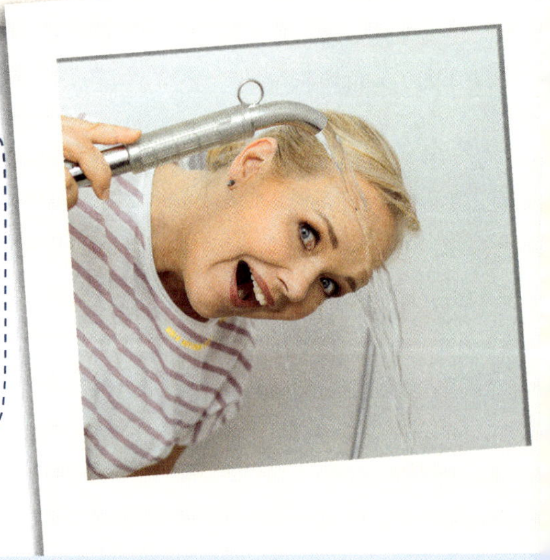

So geht's

- **Beim heutigen Zähneputzen** schrubben Sie mal ordentlich Ihre Zunge mit. Dazu nehmen Sie Ihre Zahnbürste oder noch besser einen Zungenschaber (Drogeriemarkt).

- **Am Ende des Duschvorgangs** probieren Sie den kalten Gesichtsguss: einfach den Oberkörper nach vorn beugen. Oder wenn Sie nicht duschen, knien Sie sich vor Ihre Badewanne und verwenden hier den Duschschlauch:
  - → Für einen gebundenen weichen Strahl schrauben Sie den Brauseaufsatz der Handdusche ab.
  - → Drehen Sie das kalte Wasser auf, und führen Sie den Schlauch dreimal von der rechten Schläfe zum rechten Kinn,
  - → dann über die Stirn zur linken Gesichtsseite.
  - → Führen Sie den Wasserstrahl nun wieder dreimal zum linken Kinn und zurück zur Stirn.
  - → Anschließend duschen Sie noch den Hals kalt ab.

Deshalb funktioniert's

Das Zungenschaben ist im Ayurveda ein fester Bestandteil der Tagesroutine. Denn auf der Zunge sitzen viele Keime, die wir sonst hinunterschlucken und verarbeiten müssen. Auch in der Traditionellen Chinesischen Medizin (TCM) wird das Reinigen der Zunge empfohlen. Hier deshalb, weil es viele Organe anregt.

Dass regelmäßige kalte Wasseranwendungen heilsam wirken, ist mittlerweile gut belegt. Sie stabilisieren den Blutkreislauf, können den Blutdruck normalisieren und regen den Stoffwechsel sowie das Immunsystem an und energetisieren damit. Dabei ist es tatsächlich völlig ausreichend, nur Füße, Arme oder Gesicht kalt abzuspülen. Ihr heutiger Kraftmacher wurde von Ärzten der Uni Essen überprüft. Die Teilnehmer der Studie nahmen regelmäßig Gesichtsgüsse vor und bürsteten ihre Zunge mit einer Zahnbürste, um die Durchblutung zu verstärken.

Das Ergebnis: Schon nach nur einer Woche wiesen die Probanden 25 Prozent mehr schützende Immunglobuline (Abwehrzellen) auf als vorher. Direkt nach einem kalten Gesichtsguss sind deutlich mehr Immunglobuline vom Typ A (IgA) im Körper unterwegs. Sie kommen besonders in der Schleimhaut von Mund, Nase und Rachen sowie im Speichel vor. Hier haben sie die Aufgabe, unerwünschte Erreger von Schnupfen, Husten und anderen Infekten der Atemwege abzuwehren. Dazu heften sich die IgAs an die Viren an, die so nicht mehr an die Schleimhaut andocken können. Außerdem locken sie sogenannte Fresszellen an, die den Viren den Garaus machen. Das absolute Killerkommando sozusagen. Die Forschenden führen den Effekt auf die verstärkte Durchblutung aufgrund des Kaltwasserreizes zurück: Zuerst ziehen sich die Blutgefäße zusammen, und dann weiten sie sich. Und je besser Mundhöhle und Nase durchblutet sind, desto mehr von den körpereigenen Schutzstoffen werden dort gebildet.

ANKERTAG

Die erste Woche ist vorbei, und Sie haben aus den sieben Lebensstilbereichen jeweils einen Kraftmacher ausprobiert. Welchen fanden Sie super, welchen ganz okay oder einfach nur blöd? Kreuzen Sie den entsprechenden Smiley an:

KRAFTMACHER 1 **Zwitscher, zwitscher**
Vogelstimmen für innere Ruhe (Seite 14)

KRAFTMACHER 2 **Kraft der Stille**
Reset für klare Gedanken (Seite 16)

KRAFTMACHER 3 **Wunderkraut Löwenzahn**
Leberschutz für jeden Tag (Seite 18)

KRAFTMACHER 4 **Cooler reagieren**
Einfach mal die Perspektive wechseln (Seite 20)

KRAFTMACHER 5 **Heute schon getrommelt?**
Starker Rhythmus gegen Wut und Ärger (Seite 22)

KRAFTMACHER 6 **Fluchen erlaubt**
Wortgewitter für mehr Leichtigkeit (Seite 24)

KRAFTMACHER 7 **Hallo-wach-Guss**
Schutzschild und Frischmacher (Seite 26)

Üben Sie heute möglichst die Kraftmacher, die Ihnen gefallen haben, noch mal. Manches geht dann gleich noch leichter und fixer. Wenn Sie nur 7 Minuten Zeit haben, suchen Sie Ihren Favoriten raus und markieren sich die anderen für die nächsten Ankertage, oder bauen Sie sie, wo es passt, unter der Woche ein. Alle neutralen Smileys kommen dann auch vielleicht mal wieder zum Einsatz. Sollte Ihnen gar nichts gefallen haben, schnaufen Sie heute durch und schauen schon mal, was Ihnen die nächste Woche bringt.

RÜCKBLICK

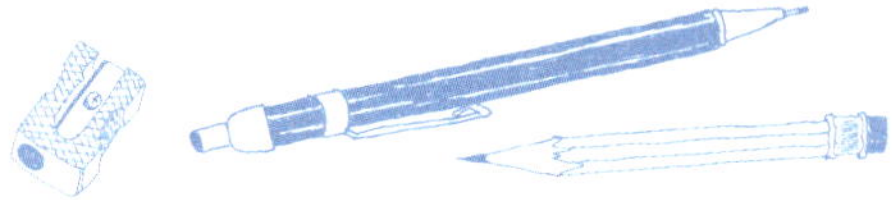

Hier können Sie notieren, welche der Kraftmacher Ihnen gut gefallen haben und welche weniger. Notieren Sie Ihre Erfahrungen in dieser Woche.

Diese/r Kraftmacher hat/haben mir am besten gefallen/richtig gutgetan, weil …

Ich baue diese/n Kraftmacher auch in der nächsten Woche wieder ein. (Notieren Sie hier den Tag und vielleicht auch die Uhrzeit.)

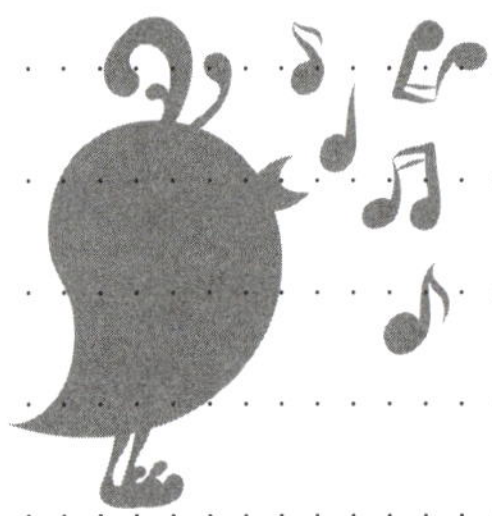

Diese/n Kraftmacher versuche ich vielleicht irgendwann noch mal:

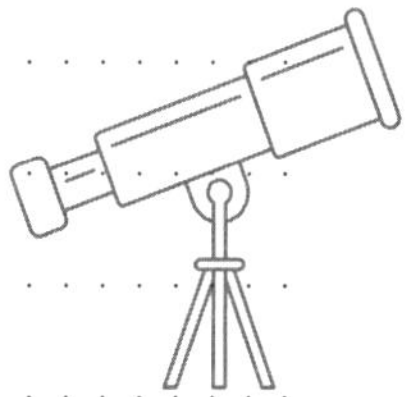

Blöd war/en diese/r Kraftmacher, weil …

Diese/n habe ich jetzt schon regelmäßig eingebaut:

Meine Ideen dazu:

EXTRA-KRAFTMACHER GESUNDHEIT: WECHSELFUSSBAD

- Sie brauchen dazu zwei Eimer oder Wannen, in die Ihre Füße hineinpassen. Füllen Sie den einen mit kaltem (bis 18 °C), den anderen mit warmem Wasser (36 bis 38 °C).
- Baden Sie Ihre Füße erst mal 5 Minuten im warmen Wasser, dann für 10 bis 15 Sekunden im kalten.
- Noch einmal wiederholen.
- Beenden Sie das Wechselbad mit kaltem Wasser.
- Trocknen Sie die Füße gut ab, und sorgen Sie dafür, dass sie wieder warm werden. Mit Fußgymnastik, warmen Socken – oder massieren Sie sie kurz.

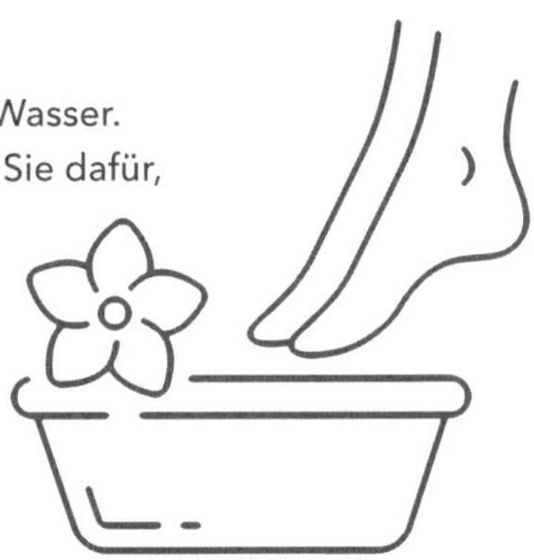

VORBEREITUNG FÜR WOCHE 2

Diese Zutaten und Utensilien brauchen Sie für die Kraftmacher in der zweiten Woche:

- 1 Handvoll trockene Linsen
- Fürs Kick-off-Müsli:
  → Haferflocken
  → Leinsamen (geschrotet)
  → Haferkleie (oder Weizenkleie)
  → getrocknete Cranberrys (oder Rosinen)
  → Nüsse
  → Milch oder Haferdrink
  → 1 Bio-Apfel
  → eventuell etwas Honig
- Stift und Notizbuch
- Klebezettel

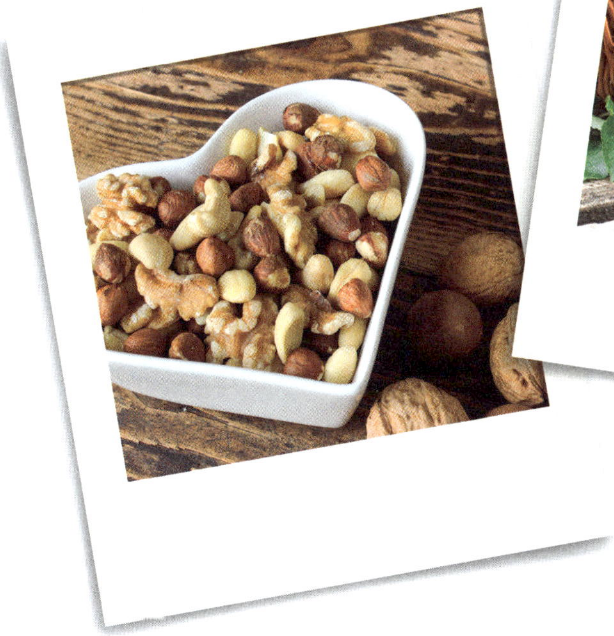

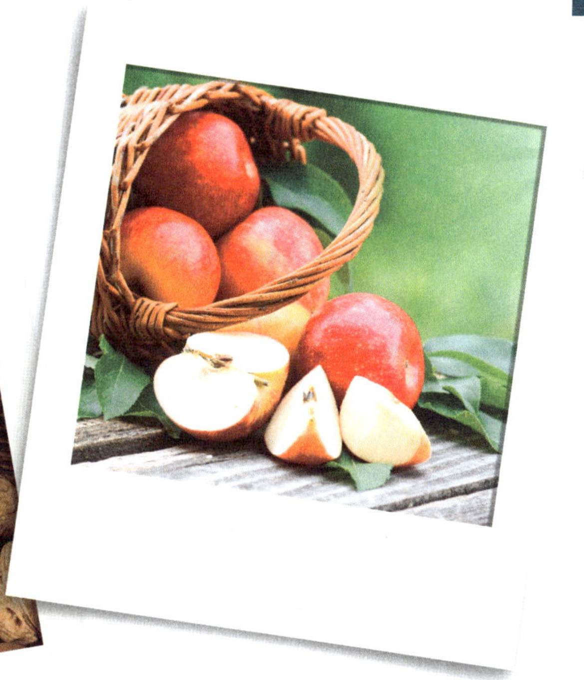

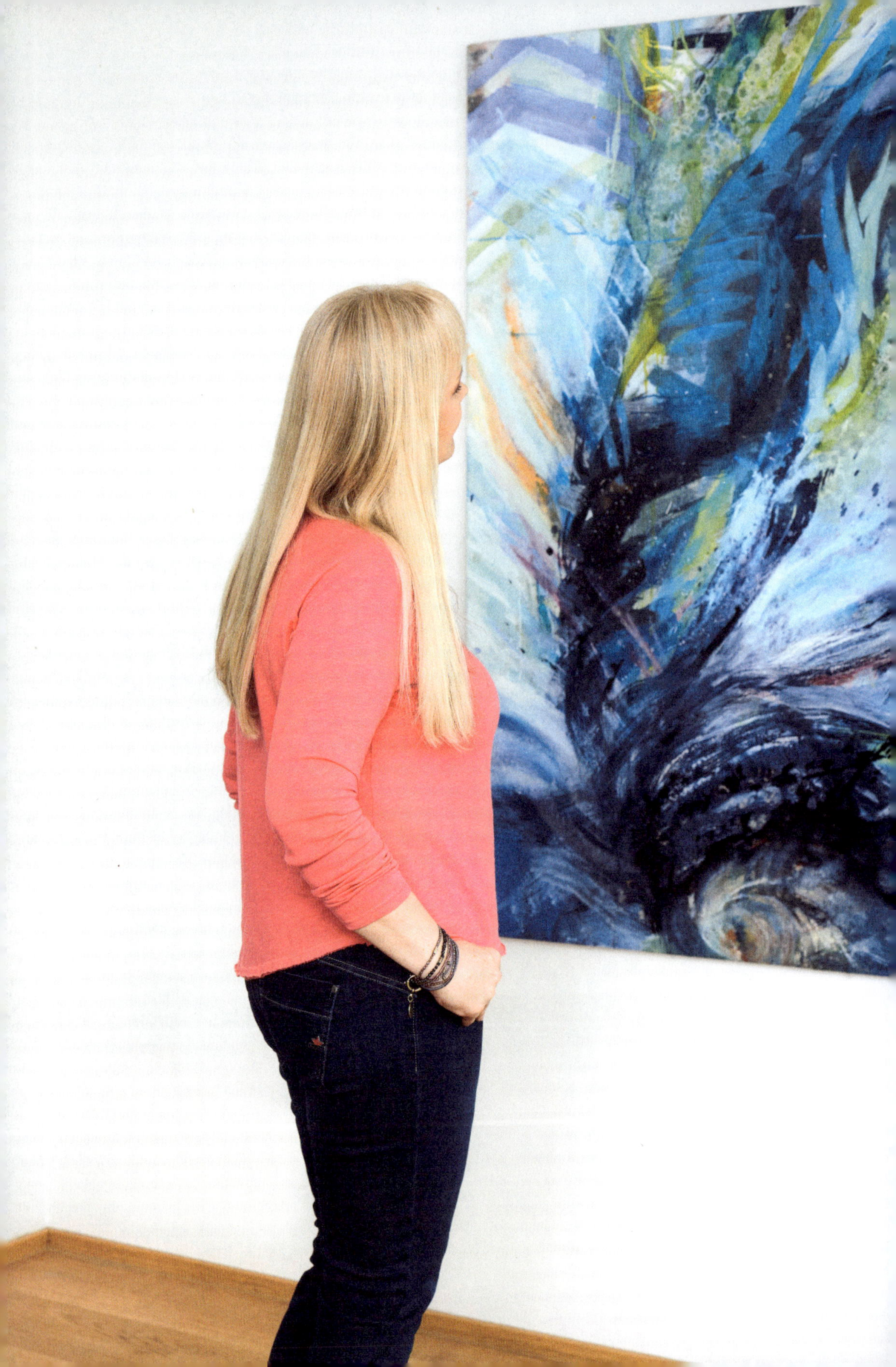

WOCHE 2

In den nächsten sieben Tagen dürfen Sie sich freuen auf kleine Linsen in der Tasche, die dankbar machen, die Kraft der Kunst und einen Ausflug in eine Ausstellung, ein superschnelles Frühstück, das lange Energie gibt, eine Übung, mit der Sie Ihre Selbstzweifel zähmen, die Erfahrung, wie es sich anfühlt, wenn Haltung happy macht, neue Freundinnen und Freunde, die Sie in Ihr Leben einladen, und einen Supertrick, um nächtliches Grübeln auszuknipsen.

KRAFTMACHER 1

LINSEN ZÄHLEN

So viel Glück in einer Tasche

AUF EINEN BLICK: Jeder von uns hat ein körperliches, aber auch ein psychisches Immunsystem. Also quasi einen Schutzschild gegen alles, was uns emotional verletzt oder beansprucht. Die Kunst im Leben besteht oft darin, diesen Schild zu pflegen und zu stärken. Gut gewappnet gehen wir tapfer durch belastende Situationen, stehen auch wieder auf und können sogar gestärkt aus Krisen hervorgehen.

Immer mal wieder spüren wir, dass das Leben kompliziert, nicht nur lustig und zudem unvorhersehbar ist. Katastrophen allerorten – und trotzdem sollen wir nachts schlafen können und jeden Tag bestens funktionieren. In den letzten Jahren machen vielen von uns die Pandemie, die Angst vor Krieg, die Inflation oder die Sorgen um das Klima zu schaffen. Die Krise ist scheinbar zum Dauerzustand geworden. In solchen Momenten kommt es auf eine zentrale menschliche Fähigkeit an. Vielleicht kennen Sie die Redensart »sich selbst am eigenen Schopf aus dem Sumpf ziehen«? In der Psychologie heißt das »Resilienz« (siehe unten). Das ist die Fähigkeit, eine Krise zu meistern und sogar gestärkt aus ihr hervorzugehen. Senken Sie heute Ihren Schild, und richten Sie Ihren Blick auf das Gute, das Schöne. Das entspannt, gibt Kraft und stärkt für andere Zeiten.

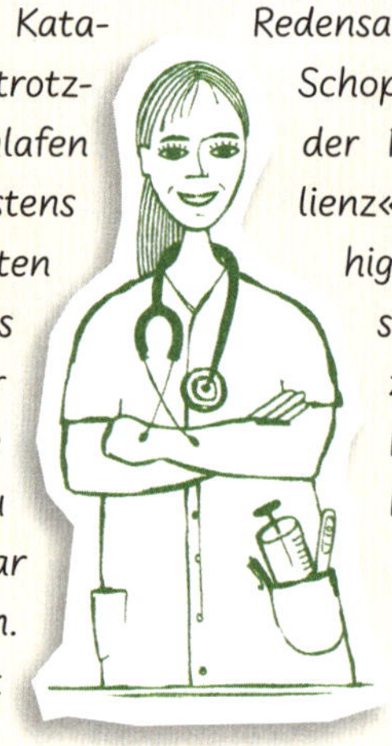

So wirkt's

- bewahrt die Handlungsfähigkeit in Krisen
- hilft, Herausforderungen leichter anzugehen
- schenkt (Selbst)vertrauen
- stärkt optimistische Haltung

So geht's

Mit einer kleinen einfachen Achtsamkeitsübung konzentrieren Sie sich heute auf Positives und fürchten dadurch weniger die große Katastrophe, die vielleicht im Anzug ist (oder eben auch nicht):

- Stecken Sie sich morgens ein paar trockene Linsen in die linke Hosen- oder Rocktasche.
- Sobald irgendetwas Gutes an Ihrem Tag passiert – ein freundlicher Mensch lächelt Sie an der Bushaltestelle an, die Sonne scheint, die Bäckereifachverkäuferin verwickelt Sie in ein nettes Gespräch, Ihre Kollegin macht Ihnen ein Kompliment –, stecken Sie eine Linse von der linken in die rechte Tasche.
- Abends können Sie den Tag dann in der Nachschau betrachten. Sie nehmen die Linsen aus der rechten Hosentasche und können es sehen und fühlen: So viel Schönes ist heute passiert. Diese Glückslinsen können Sie hinterher in ein dekoratives Glas geben. Es füllt sich jeden Tag ein bisschen mehr und erinnert Sie daran, dass jede Menge Gutes geschieht, auch wenn die Zeiten gerade nicht lustig sind.

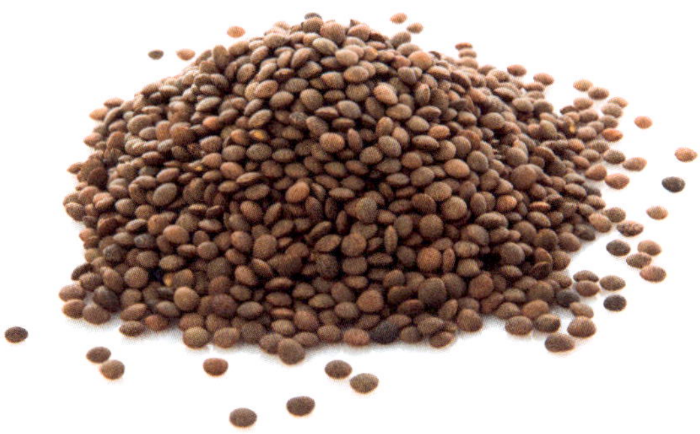

Deshalb funktioniert's

Der Begriff »Resilienz« stammt von dem lateinischen Wort *resilire,* das bedeutet so viel wie »zurückspringen, abprallen«. Es funktioniert so: Sie erleben etwas Belastendes, eine Kündigung, eine Trennung, eine schwere Krankheit. Das macht Stress und stört Ihr seelisches Gleichgewicht. Jetzt greift Ihre Psyche auf innere Ressourcen zurück, die bestehen aus Wissen, bestimmten Persönlichkeitsmerkmalen, Fertigkeiten und Erfahrungen (Ihre persönlichen Schutzschilde), um die Balance wiederherzustellen.

Wenn das klappt, sprechen Experten von positiver Anpassung. Gelingt es nicht, kann es zu einer negativen Anpassung kommen mit Burn-out, Depression oder sogar psychischen Erkrankungen. Diese Widerstandskraft ist nicht angeboren. Sie entsteht vor allem infolge von Erfahrungen, die wir als Kinder machen. Aber Sie können Ihre Resilienz auch heute als Erwachsene aktiv fördern, jeden Tag, ein Leben lang. Resilienzforscher nennen dies »das Prinzip der Selbstwirksamkeit«. Es ist das Ja, das wir dem Leben entgegensetzen, wenn es Nein zu uns sagt. Der Glaube und die Erfahrung, aus eigener Kraft etwas zu schaffen und zu bewältigen, lässt uns die Kontrolle über unser Leben zurückgewinnen. Der Schlüssel dabei: Krisen nicht passiv als Opfer zu erdulden, sondern sich aktiv zu verhalten und die eigenen Möglichkeiten auszuloten. Im besten Fall, um sich noch mehr innerlich zu stärken und durch Veränderung zu wachsen.

KRAFTMACHER 2

AB INS MUSEUM

Die Kraft der Kunst

AUF EINEN BLICK: Wo gehen wir hin, um etwas für unsere Gesundheit zu tun? Ins Fitnessstudio, zum Arzt, zum Joggen, auf den Markt, ins Spa vielleicht. Wer käme schon darauf, mal aktiv was für seine Gesundheit im Museum zu tun? Da denken wir eher an Bildung oder ein künstlerisches Event, das man gesehen haben muss. Dabei kann ein Museumsbesuch dieselbe heilende Kraft entfalten wie die Natur!

Ich habe das große Glück, eine besondere Tante zu haben, die ihr Leben lang Kunst gelehrt hat, selbst eine Künstlerin ist und bei deren Bildern mir meist das Herz aufgeht. Schon als Kinder nahm sie uns mit nach Rom, um klassische Kunst zu bewundern. Auch heute noch reise ich gern mit ihr zu besonderen Ausstellungen. Obwohl ich immer noch nicht viel von Kunst verstehe, geschweige denn den Wert eines Objekts einschätzen kann, spüre ich die Kraft in den Werken. Die Wut und Verzweiflung oder Verliebtheit der Künstler. Ich spüre, sie haben ähnliche Sorgen wie ich oder es gibt noch größere Probleme als meine; und sie erinnern mich daran, das Leben zu genießen. Und dann sieht das manchmal auch noch toll aus. Es lebe die Kunst!

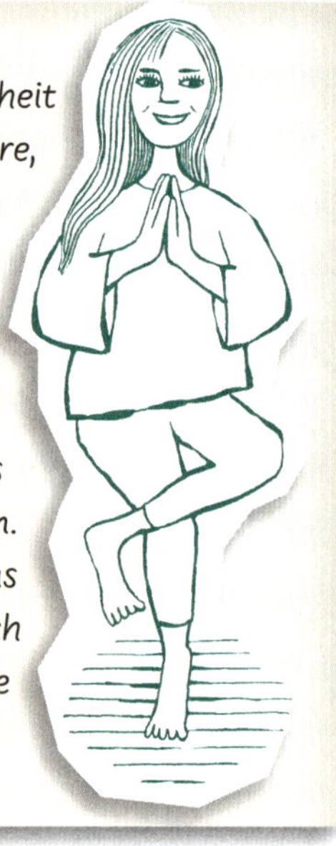

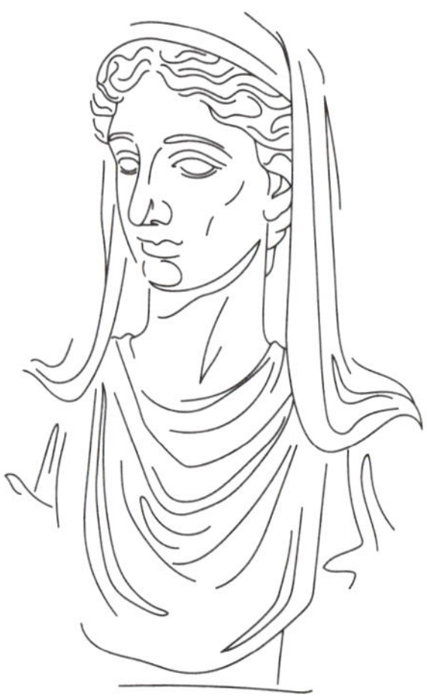

So wirkt's

- entlastend und tröstend
- inspirierend und faszinierend
- belebend
- fördert neue Blickwinkel

+++++++++++++ **Nur 7 Minuten?** ++++++++ Ja, für die Planung des Museumsbesuches +++

So geht's

Überlegen Sie sich in den 7 Minuten heute, welche Ausstellung Sie schon immer mal besuchen wollten, und machen Sie einen Termin mit sich (und vielleicht der besten Freundin/oder dem besten Freund). Stecken Sie dieses Buch ein. Wenn Sie dort sind, gibt es vier verschiedene Methoden, um die Kraft der Kunst zu erleben:

- **Nehmen Sie sich Zeit:** Kunst kann sofort wirken und glücklich oder wütend, traurig oder energiegeladen machen. Nehmen Sie sich aber ruhig mehr Zeit, um ein bestimmtes Bild, eine Skulptur oder eine Videoinstallation zu betrachten. Entdecken Sie spannende Details, denken Sie über das Gesehene nach. Was mag hinter alldem stecken?
- **Denken Sie praktisch:** Nähern Sie sich dem Werk wie eine Kunststudentin oder ein Designer. Konzentrieren Sie sich auf die verwendeten Materialien. Versuchen Sie, sich vorzustellen, was der Künstler damit bezweckt hat, indem er sie genau auf diese Weise verwendete. Gar nichts? War es eine intuitive Entscheidung? Hat er eine Botschaft? Wie mag die Geschichte dahinter sein?
- **Machen Sie sich schlau:** Wenn Sie mehr über den kulturellen und historischen Hintergrund eines Kunstwerks wissen, kann das Ihren Blickwinkel völlig verändern. Manchmal ist dieses Wissen sogar entscheidend. Bei den meisten Werken ist die Idee dahinter der springende Punkt. Nutzen Sie deshalb Angebote wie Audio-Guides oder Kataloge. Lesen Sie zu Hause nach, recherchieren Sie im Internet. Seien Sie neugierig auf das Leben des Künstlers, seine Sprache und seine Welt.
- **Treten Sie in einen Dialog:** Stellen Sie sich offene Fragen zu dem, was Sie da erblicken: »Was sehe ich hier?« Oder: »Was willst du mir sagen?« Und nicht: »Was ist das eigentlich?« Lassen Sie Ihre Gedanken fließen, wohin Sie fühlen, hören Sie auf Ihr Bauchgefühl. Werten Sie nicht, ob Sie das Gesehene »gut« oder »schlecht« finden, beobachten Sie einfach die Gefühle, welche die Kunst in Ihnen weckt.

Deshalb funktioniert's

»Kunst ist Therapie«, sagte der deutsche Aktionskünstler und »Filzliebhaber« Joseph Beuys (1921–1986). Er war davon überzeugt, dass wir gerade in Krisen besonders sensibel auf Kunst reagieren. Denn wir suchen nach Antworten, Inspiration und Geborgenheit. Kunstsammlungen, Museen, Galerien können unser eigenes kreatives Potenzial zur Entfaltung bringen und zu regelrechten Kraftorten werden – und das nicht nur in Krisenzeiten. Der australische Psychologe Jan Packer von der Universität Queensland hat in einer Studie herausgefunden, dass ein Museumsbesuch genauso stärkend wirkt wie ein Aufenthalt in der Natur. Unser Empfindungsvermögen vertieft sich, und wir entwickeln so etwas wie eine innere Gegenkraft. Indem wir einen Schritt zurücktreten, um zu betrachten, nehmen wir zudem eine neue Perspektive ein. Kunst tut einfach gut, wir erleben Neues, nachdenklich Machendes und Schönes oder Berührendes, was uns nicht dauerhaft wehtut, sondern uns aufmerksamer, lebendiger und stärker macht.

KICK-OFF-MÜSLI

Schnelles Frühstück mit Langzeitwirkung

AUF EINEN BLICK: Es scheiden sich nicht nur die Geister, auch die Studienlage ist widersprüchlich, ob man frühstücken muss, um leistungsfähig und kraftvoll durch den Tag zu kommen, oder nicht. Allerdings, ob Ihr Frühstück fit macht oder nicht, das entscheiden Sie! Heute nutzen Sie die 7 Minuten, um einen Start hinzulegen, der Ihnen für den ganzen Tag richtig viel Power schenkt.

Ich habe morgens gar keinen Hunger, hatte ich noch nie. Trotzdem überredete ich mich viele Jahre selbst zum Frühstücken, weil der Hunger sonst ja später am Vormittag käme. Dann bliebe mir aber keine Zeit, um etwas zu essen. In der Naturheilkunde lernte ich später, ein bisschen »Hunger zu halten«. Der ist nämlich nicht so schlimm und in Form einer kleinen Intervallfastenphase sogar gut für den Körper. Allerdings vermisse ich dann mein Müsli, an das ich mich auch gewöhnt habe, denn da steckt so viel Gesundes drin: Ballaststoffe als Futter fürs Darm-Mikrobiom, Nüsse mit gesunden Fetten, Vitamine, Pektin aus dem Apfel und andere Schutzstoffe. Also esse ich das jetzt einfach mittags, wenn der Hunger da ist. Bauen Sie das heutige 7-Minuten-Müsli in Ihren Tag ein, wann Sie möchten, man kann die Mischung ja auch gut ins Büro mitnehmen.

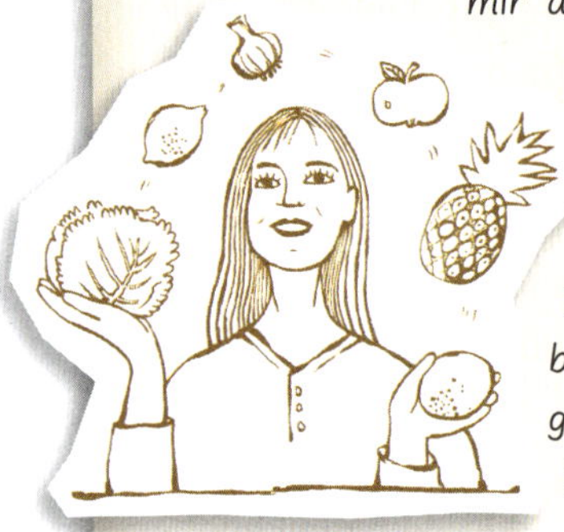

So wirkt's

- leistungssteigernd
- verdauungsfördernd
- steigert die Abwehrkraft
- verbessert das Gedächtnis
- macht gute Laune

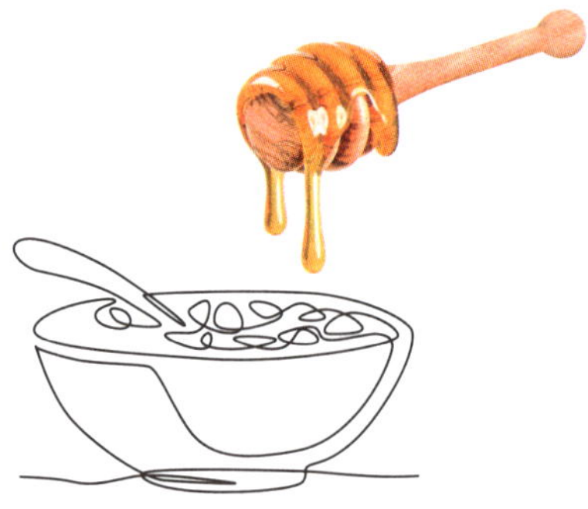

So geht's

Kick-off-Müsli (Für 1 Person)

ZUTATEN

- 3 EL Haferflocken
- 1 EL Leinsamen (geschrotet)
- 1 EL Haferkleie
- 1 EL getr. Cranberrys (oder Rosinen)
- 1 EL Nüsse nach Wahl (zum Beispiel Walnüsse, Haselnüsse, Cashews oder Mandeln)
- Milch oder Haferdrink
- 1 Bio-Apfel
- Eventuell etwas Honig

ZUBEREITUNG

Alle Zutaten außer der Milch und dem Apfel vermischen und in ein verschließbares Glas füllen. Am besten bereiten Sie die siebenfache Menge gleich für die Woche zu. Dann die Tagesportion (5 bis 7 EL) mit Milch oder Haferdrink verrühren. Sie können es auch schon am Vorabend zubereiten und das Müsli abgedeckt im Kühlschrank über Nacht quellen lassen. Vor dem Essen frisch 1 Bio-Apfel darüberschneiden oder -reiben. Nach Belieben geben Sie noch etwas Honig drauf – guten Appetit! Das ist ein schnelles Power-Frühstück vom Feinsten!

Deshalb funktioniert's

Das Kick-off-Müsli schenkt viel Kraft und ist der perfekte Start in den Tag. Warum? Die Basis besteht hier aus Hafer und Haferkleie. Dass dieses glutenfreie Getreide den Stoffwechsel anregt und ganzheitlich stärkend wirkt, wusste schon Pfarrer Kneipp. Die Inhaltsstoffe wirken vorbeugend gegen viele Krankheiten, vor allem Darmerkrankungen und Verdauungsbeschwerden, wie heute auch wissenschaftlich belegt ist. Die Faserstoffe (Ballaststoffe) sollen sogar vor Darmkrebs schützen. Zudem senken die Beta-Glukane im Hafer das Cholesterin – wie auch das Pektin aus dem Apfel – und schützen vor Typ-2-Diabetes. Unser Mikrobiom, das ja aus Billionen von Darmbakterien besteht, steht jedenfalls drauf. Das ist gut für unser Immunsystem und sorgt auch für bessere Laune. Denn hier im Darm befindet sich auch eine Produktionsstätte des Gute-Laune-Hormons Serotonin.

Satt bleiben wir auch lange, da der Stoffwechsel eine ganze Weile dafür braucht, um diese »langsamen« Kohlenhydrate aufzuspalten. Das kommt morgens vor allem auch unserem Gehirn zugute, das sich jetzt wieder warmläuft. Der geschrotete Leinsamen legt sich wie eine Schutzschicht über unseren Darm und enthält Omega-3-Fettsäuren, die Entzündungen eindämmen. Weil Leinsamen im Darm quillt, sollte man immer etwas dazu trinken! Cranberrys und Nüsse enthalten zudem viele gesunde Inhaltsstoffe wie Mineralien und Vitamine, Nüsse sind auch noch reich an wertvollen Pflanzenfetten.

Das Power-Müsli können Sie auch in einem Schraubglas mitnehmen und unterwegs essen, wenn der kleine Hunger kommt. So wissen Sie – egal, ob der Rest des Tages vor allem Kaffee und »Besprechungskekse« bringt –, dass zumindest das Frühstück optimal gelaufen ist, und zwar für Körper *und* Seele.

Übrigens hat eine Studie in Wales an Schülern belegen können, dass Frühstücken tatsächlich bessere Schulergebnisse bringt. Na dann: guten Appetit!

SELBSTZWEIFEL ZÄHMEN

Die innere Kritikerin in Schach halten

AUF EINEN BLICK: Zu einem guten Selbstwertgefühl gehören auch mal Zweifel an sich selbst. Nur zu viel sollten es nicht werden, denn dann hemmen sie uns, und wir können uns nicht weiterentwickeln. Manchmal können Sie sogar regelrecht zerstörerische Ausmaße annehmen. Um unsere innere Kritikerin in Schach zu halten, sind ein wenig Achtsamkeit und ein guter alter Freund die ideale Mischung.

Manchmal stehe ich mit offenem Mund vor selbstverliebten Menschen, meist Männern, die mit Jogginghose, Bierbauch und Fluppe im Mund tatsächlich hübsche Mädels angraben und sich selbst superattraktiv fühlen. Oha, denke ich dann, heute schon mal in den Spiegel geguckt? Ein paar Selbstzweifel wären jetzt auch nicht an der falschen Stelle. Aber leider ist es so wie mit vielen Dingen, die Selbstzweifel lungern bei denen herum, die eh genug davon haben.

Und wenn dieses zweifelnde Urteilen über sich selbst zu viel wird, neigt es dazu, zu lähmen und einem die Kraft zu rauben. Deshalb heute mal nicht ran an den Speck, wo kaum welcher ist, sondern an die Zweifel über sich selbst, das lohnt sich meist mehr.

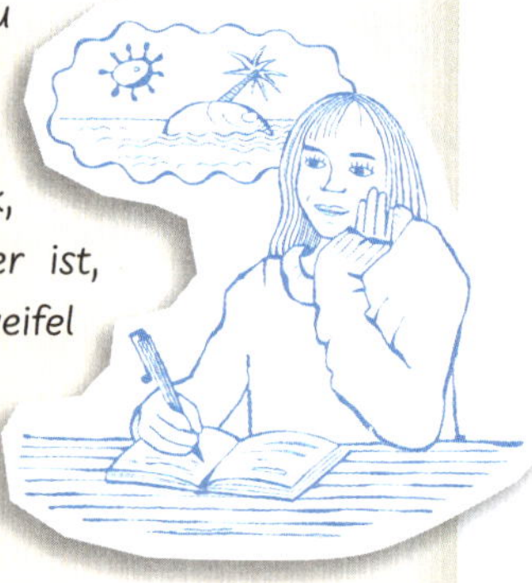

So wirkt's

- stabilisierend
- fördert den Selbstwert
- stimmungsaufhellend
- motivierend

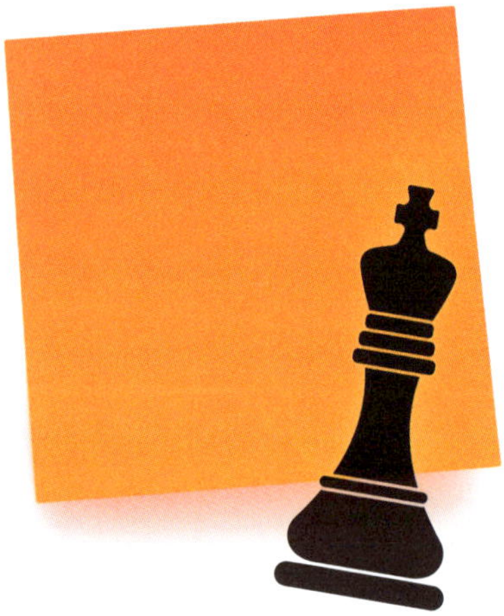

So geht's

Auf folgende Weise halten Sie Ihre kritische innere Stimme in Schach:

Trauen Sie sich, es liest keiner mit. Schreiben Sie all die Sätze auf, mit denen Sie sich selbst immer fertigmachen – à la »Ich bin zu dick«, »Meine Haare sehen blöd aus«, »Im Job krieg ich nichts auf die Reihe«, »Niemand liebt mich« und so weiter. Wenn's geht, auch gern konkreter …

Jetzt in der positiven Variante: Könnte man das auch milder sehen oder gar etwas Positives an der Situation finden? Überlegen Sie, was eine gute Freundin, ein alter Freund sagen würde.

Wichtig! Schreiben Sie auf Klebezettel spontan auf, was Ihnen in den Sinn kommt. Gute wohlwollende Sätze wie »Du hast wirklich schöne weibliche Rundungen« oder »Bei dem Projekt X hast du doch gute Ideen gehabt«. Manchmal entstehen daraus auch Handlungsideen, also sollten Sie sich mal wieder einen Friseurtermin gönnen oder vielleicht sogar einen passenderen Job suchen. Denn nicht immer sind wir an irgendetwas schuld oder dafür verantwortlich. Aber wir können etwas ändern!

Die besten Ideen und netten Komplimente kleben Sie sich an den Badezimmerspiegel oder legen sie in die meistbenutzte Schublade. Und immer wieder lesen!

Deshalb funktioniert's

Auslöser für Selbstzweifel sind Kritik und die Überlegung, was andere wohl über uns denken mögen. Wer aber immer an sich zweifelt, traut sich nicht zu, das zu tun, was er wirklich will. Das führt zu Unzufriedenheit oder sogar dazu, dass man sich als Komplettversager fühlt, falls auf einer Ebene mal was nicht klappen sollte. Wenn man seine Kilos eben nicht loswird oder ein Kollege ungünstige Bilder oder Zitate von einem in den sozialen Medien verbreitet hat. Natürlich ist es normal, dass man dann an sich zweifelt.

Das gilt auch, wenn eine Beziehung zerbrochen, eine Prüfung vergeigt ist oder man sich auf einer Firmenveranstaltung völlig danebenbenommen hat. Das alles ist aber gar nicht schlecht, denn so sind wir beim nächsten Mal besser vorbereitet. Das Leben ist kein Ponyhof, und aus Niederlagen kann man lernen; das ist konstruktiv.

Ziel der Übungen ist es, ein Gefühl dafür zu gewinnen, dass man ein einigermaßen guter Mensch in einer einigermaßen guten Welt und wertvoll ist, auch wenn man mal Fehler macht oder nicht perfekt ist. Seien Sie deshalb dankbar für Ihre kleine innere Aufpasserin, die Sie warnen will, wenn mal etwas in die Grütze geht. Winken Sie ihr zu, und sagen Sie sich innerlich: »Ich tu einfach so, als ob ich das kann.« Und dann gehen Sie los und kaufen sich erst mal einen schönen Blumenstrauß (oder ein neues Werkzeug).

So geht's auch

Wohlwollender Begleiter: Erinnern Sie sich an Ihre Kindheit. Wer war dort ihr liebster Begleiter? Ein Kuscheltier, ein Fantasiewesen, eine Fee, ein Superheld? Wenn Sie Selbstzweifel haben, tauschen Sie sich mit diesem wohlwollenden Begleiter aus. Stellen Sie sich vor, wie er Ihnen Mut zuspricht. Abends kann sie oder er Ihnen auch 5 Minuten lang erzählen, worüber Sie sich heute gefreut haben und was Ihnen gelungen ist.

KRAFTMACHER 5

HALTUNG MACHT HAPPY

Wie der Körper die Seele stärkt

AUF EINEN BLICK: Wenn doch alles so einfach wäre – mit unserer Körperhaltung können wir im Handumdrehen unsere Laune verbessern und frischen Mut schöpfen. Denn unser Körper ist der Spiegel unserer Seele. Nutzen Sie das heute mal aktiv, und schauen Sie zu, wie kleine Haltungsänderungen Ihre Psyche stabilisieren können. Diese wirken nämlich nicht nur nach außen, sondern auch nach innen auf uns selbst.

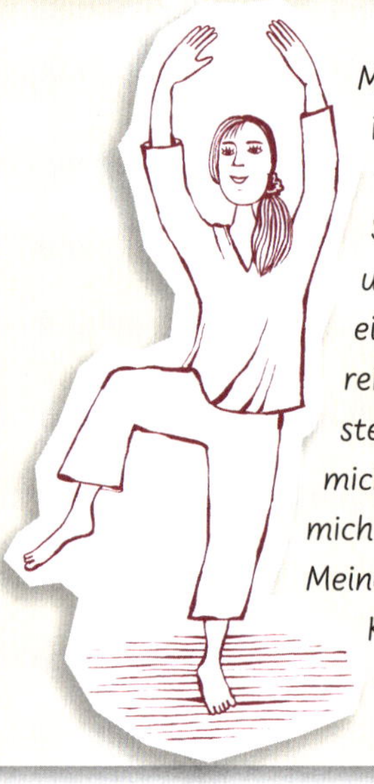

Manchmal gehe ich unerwartet an einem Spiegel vorbei und erhasche einen unvorbereiteten, unverstellten Blick auf mich und kann mich nur wundern. Meine unschöne Körperhaltung und mein Gesichtsausdruck, die ich da an manchen Tagen erspähe, lassen mich erschauern. Bei genauerem Hinsehen erblicke ich aber nur, wie es mir gerade heute geht, vielleicht auch schon länger. Als ich jung war, fiel das nicht so auf. Und so ist es, Gefühle formen über die Jahre unsere Haltung und unseren Ausdruck, sodass man uns gleich ansieht, was los ist. Schauen Sie heute mal auf sich, und drehen Sie den Spieß um, denn eine gute Haltung erzeugt innerlich auch bessere Vibes. Los geht's.

So wirkt's

- fördert gute Laune
- unterstützt das Durchhaltevermögen
- verbessert die Ausstrahlung
- motivierend

So geht's

Machen Sie heute zwei- bis dreimal die folgenden effektiven Übungen für eine gute Haltung, und achten Sie besonders darauf, den Rücken gerade zu halten. Schultern nach unten, Brust raus und gerade durch den Tag gehen:

Übung 1

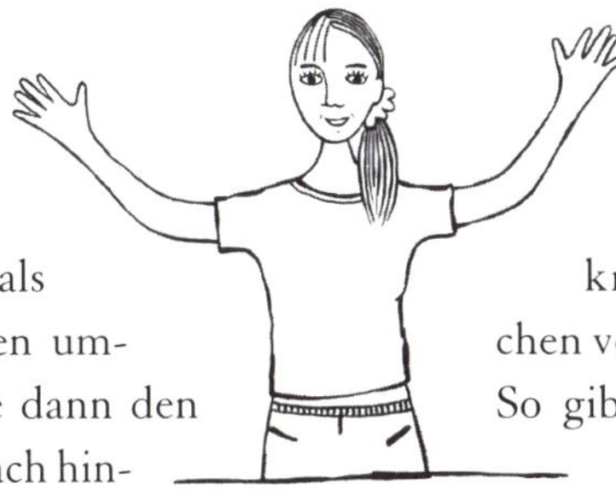

Stellen Sie sich locker hin, und öffnen Sie Ihre Arme, als wollten Sie jemanden umarmen. Schieben Sie dann den Oberkörper etwas nach hinten, bis Sie eine Spannung in den Schulterblättern spüren. 10 Sekunden lang halten, die Arme wieder sinken lassen.

Übung 2

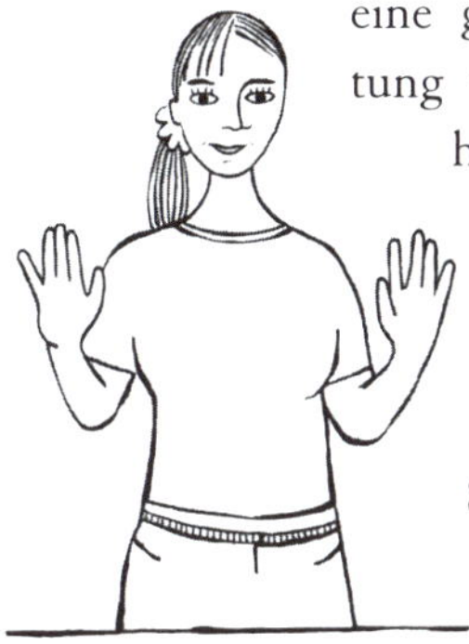

Legen Sie Ihre Oberarme eng an den Körper, und ziehen Sie Ihre Unterarme so weit nach oben wie möglich. Die Handflächen zeigen dabei nach vorn, und es entsteht ein »W«. Achten Sie darauf, dass Ihr Kopf gerade ist. 30 Sekunden halten.

Übung 3

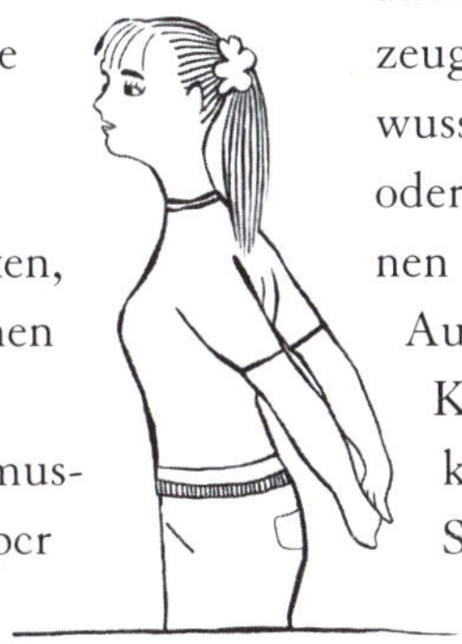

Verschränken Sie Ihre Hände hinterm Rücken, und ziehen Sie sie dann so weit wie möglich nach unten und hinten, bis Sie eine Spannung zwischen den Schulterblättern spüren. Die Übung dehnt den Brustmuskel und richtet den Oberkörper auf. 30 Sekunden halten.

Deshalb funktioniert's

Alles, was wir erleben oder erfahren, wird nicht nur in unserem Großhirn, sondern auch in der kleinsten Körperzelle gespeichert. Dies bedeutet, dass beispielsweise ein Körpergewebe wie ein Muskel einprogrammiert hat, wie er sich hält. Wenn wir schlecht drauf sind, dann ist er vielleicht schlapp oder an bestimmten Stellen – zum Beispiel Schultern und Nacken – verkrampft. Wissenschaftlerinnen sprechen von somatischen (Körper-)Markern. So gibt es viele verschiedene Gelenkstellungen oder Muskelanspannungen sowie Körperhaltungen, die mit bestimmten Gefühlslagen verbunden sind. Bei Menschen, die traurig sind, können wir oft eine gebeugte, zusammengezogene Haltung wahrnehmen. Der Körper spiegelt hier die Seele. Doch genauso, wie unsere Erfahrungen und Gedanken unser Auftreten beeinflussen, funktioniert das umgekehrt. Sobald wir uns aufrichten, die Schultern lockern und die Körpermitte um den Bauch anspannen, den Kopf beweglich halten und uns selbst zulächeln, können wir nicht nur im Außen bei anderen Menschen, sondern auch in uns eine psychische Reaktion erzeugen. Sie können Ihren Körper also bewusst einsetzen, damit es Ihnen besser geht, oder auch, um sich für wichtige Situationen vorzubereiten, in denen Ihre ganze Aufmerksamkeit gefragt ist. Durch Ihre Körpersprache bekommen Ihre Gedanken und Emotionen einen positiven Schub. Wie sagt man so schön: Bauch rein, Brust raus, und ab geht's!

FREUNDE FINDEN

Gemeinsam sind wir stärker

AUF EINEN BLICK: Manchmal gehen uns alle auf die Nerven, oder wir denken, wir kommen mit niemandem klar. Aber wir Menschen sind soziale Wesen, wir brauchen Gemeinschaft mit anderen. Dies trägt zu unserem Wohlbefinden und unserer Gesundheit bei. Wer Freunde hat, ist in der Regel zufriedener. Deshalb ist es wichtig, unsere Wahlverwandtschaften zu pflegen, um sich diese Kraftquelle zu erhalten und, noch besser, dabei auch selbst zu einer für andere zu werden.

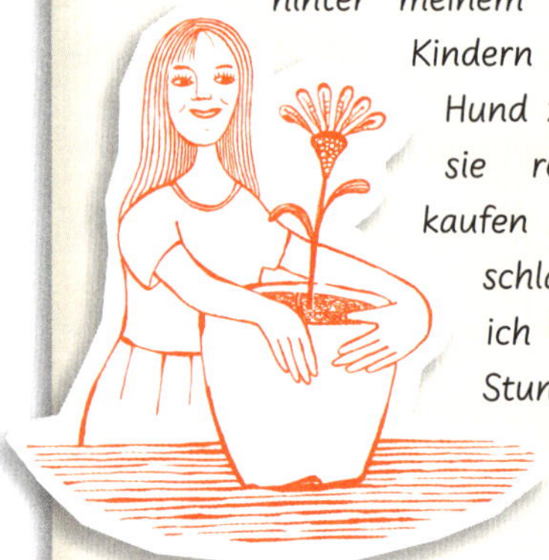

Allein zu sein, ist ja per se nichts Falsches, solange wir das als guten Zustand empfinden. Wenn die Tür hinter meinem Mann, den Kindern und dem Hund zufällt, weil sie reiten, einkaufen gehen oder schlafen, und ich mal zwei Stunden allein sein kann, empfinde ich das zuweilen als wunderbaren Moment. Fehlen mir aber andere Menschen, weil ich Kummer habe und niemanden zum Erzählen und Anlehnen, erfahre ich den Zustand des Alleinseins als Mangel. Dann wird Einsamkeit zum Problem. Das hat archaische Gründe: Wer allein war, war in Urzeiten verloren und ein sicheres Opfer des nächsten viel zitierten Säbelzahntigers. Heute gibt's die nicht mehr, aber wir wissen: Einsamkeit macht nicht nur unglücklich, sondern auch psychisch krank.

So wirkt's

- stärkt den Selbstwert
- schenkt Geborgenheit
- schützt das Herz
- erhöht die Lebenserwartung
- beugt Depressionen vor

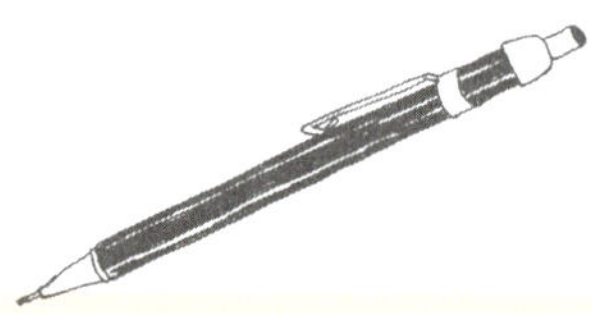

So geht's

Investieren Sie heute 7 Minuten in Ihre Freunde oder die, die es werden könnten, mit einem oder mehreren der folgenden Vorschläge:

- **Notieren Sie sich die Geburtstage** von Freunden und Bekannten, und überraschen Sie sie, wenn es so weit ist, mit Anrufen, Karten oder am besten persönlichen Glückwünschen.
- **Bieten Sie Ihre Hilfe an**, gießen Sie die Blumen von Nachbarn im Urlaub, versorgen Sie die Katze.
- **Passen Sie auf die Kinder der Freundin auf,** wenn sie krank ist oder eine Pause braucht.
- **Pflegen Sie gute Freundschaften** mit Aufmerksamkeiten, unternehmen Sie etwas gemeinsam, gehen Sie spazieren, besuchen Sie ein Konzert.
- **Ich mag dich:** Wann haben Sie einem Familienmitglied oder einem Freund zuletzt gesagt, dass Sie sie schätzen oder lieb haben? Probieren Sie es aus, Sie werden erstaunt sein, wie viel Positives darauf zurückkommen kann.
- **Weniger ist mehr:** Verabschieden Sie sich von dem Mythos, dass man möglichst viele Freunde haben muss. Wenige, aber gute Freundschaften zu pflegen, ist meist schöner, als sich jeden Tag mit jemand anderem zu treffen.
- **Neue Freunde finden:** Schon ein routinemäßiges Auftauchen am selben Ort – morgens am Bahnsteig, mittags in der Kantine oder abends im Fitnessstudio – kann helfen, aus Fremden Freunde werden zu lassen.

Deshalb funktioniert's

Es liegt an unserem biologischen Programm: Bindung zu anderen Menschen hat über die Jahrtausende das Überleben und den Fortbestand unserer Art gesichert. Sich in Gemeinschaften zusammenzutun, bietet das Gefühl von Zugehörigkeit, Geborgenheit und Schutz. Heute können die meisten von uns frei die Bekannten, Freundinnen und Partner wählen, die zu uns passen. Wir sind nicht mehr gezwungen, auf gesellschaftlichen Status, Entfernungen, körperliche Vorteile oder Rollenverteilungen zu achten, wie es noch vor gut hundert Jahren der Fall war.

Wenn wir Probleme haben, können wir uns in Freundschaften vertrauensvoll austauschen und erfahren so Entlastung. Außerdem gucken wir uns von anderen auch Verhaltensweisen ab, lernen von ihnen, bekommen Unterstützung und übernehmen Verantwortung für andere. All diese Faktoren und noch mehr haben Einfluss auf unsere Persönlichkeit, unsere Lebensqualität und auch auf unsere psychische Stabilität.

Beobachtungsstudien machen deutlich, dass einsame Menschen ängstlicher sind, schlechter schlafen und Einsamkeit sogar die Häufigkeit von Erkrankungen erhöht sowie das Leben verkürzt. Andere Untersuchungen zeigen, dass es nicht darauf ankommt, möglichst viele Menschen um sich zu haben, sondern solche, zu denen man eine enge und gute Beziehung hat – »Klasse« ist in dieser Hinsicht wichtiger als »Masse«. Der Schlüssel der Freundschaft liegt darin, authentisch zu sein und verschiedene Seiten seiner selbst zu offenbaren. Es heißt, wenn man im Alter etwa zwei bis fünf gute Freundinnen oder Freunde hat, dann hat man vieles richtig gemacht.

KRAFTMACHER 7

BESSER EIN- UND DURCHSCHLAFEN

Anti-Grübel-Programm für die Nacht

AUF EINEN BLICK: Sind Sie tagsüber müde, blass und schlapp? Dann kann es sein, dass Sie öfter mal nicht so gut schlafen. Schlaf ist aber die wichtigste Zeit für unsere Regeneration und ein echter Schönmacher. Nachts ins Grübelkarussell einzusteigen, ist hingegen ein regelrechter Krafträuber. Hier drei Tipps für heute Nacht, mit denen Sie besser ein- und durchschlafen.

Bevor wir darangehen, wie Sie heute Nacht in wachen Stunden nicht aus einer Mücke einen Elefanten machen – wissen Sie eigentlich, ob Sie Lerche, Eule oder ein Mischtyp sind? Ist nicht ganz unwichtig, denn Sie sind dann am fittesten, wenn Sie zur vogelgerechten Zeit ins Bett gehen. Hier sind die Chancen am größten, dass Sie gut einschlafen und sich damit auch hinreichend für die Herausforderungen des nächsten Tages erholen:

- Die *Lerche* ist morgens eher fit und abends früher müde. Ihre effizienteste Zeit zum Arbeiten ist zwischen 6.00 und 14.00 Uhr. Schlafenszeit ist spätestens gegen 22.00 Uhr.
- Die *Eule* ist morgens erst spät fit und dafür länger leistungsfähig. Ihre beste Zeit liegt zwischen 10.00 und 18.00 Uhr. Eulen sollten spätestens um 1.00 Uhr das Licht ausmachen.
- *Mischtyp:* Er arbeitet am effizientesten zwischen 8.00 und 16.00 Uhr und sollte gegen 23.00 Uhr sein Bett aufsuchen.

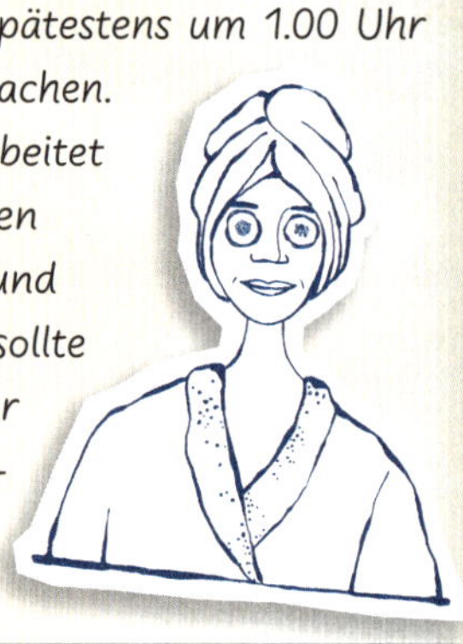

So wirkt's

- bringt am Tag weniger Müdigkeit, mehr Kraft
- entspannend
- macht tagsüber leistungsfähiger
- konzentrationsfördernd

So geht's

- **Den Wecker immer so aufs Nachtkästchen stellen,** dass Sie die Uhrzeit nicht sehen können. Denn sobald der Blick auf die Uhr fällt, beginnen wir zu rechnen, und das macht wach.
- **Vor dem Einschlafen mit Stift und Zettel eine To-do-Liste schreiben:** Wer im Bett seine Aufgaben für den nächsten Tag notiert, wird schneller müde. Schon das Anfertigen einer solchen Liste macht schläfrig. *Wichtig:* am besten so konkret wie möglich formulieren, was ansteht, dann hakt Ihr Gehirn das gewissermaßen schon im Vorhinein ab.
- **Falls Sie aufwachen und ins Grübeln kommen,** lieber aufstehen und sich für eine Weile mit etwas anderem – möglichst Langweiligem – beschäftigen. Das Ganze bei so wenig Licht wie möglich. Also zum Beispiel eine Tasse Schlaftee kochen, Wäsche zusammenlegen, die Spülmaschine ausräumen …

Deshalb funktioniert's

Schlaf ist ein Grundbedürfnis und die wichtigste Regenerationsmethode unseres Körpers. Wenn Sie ausreichend ruhen, wird diese Zeit zum idealen Kraftspender, um tagsüber Herausforderungen anzugehen und sie zu meistern. Und wir sehen auch gleich viel besser aus … Die Erholungszeiten nutzt unser Gehirn, um im Oberstübchen aufzuräumen und das Erlebte richtig zu sortieren.

Nachts aufzuwachen und sich Sorgen zu machen, ist ein weitverbreitetes Phänomen. An sich ist das auch nichts Schlimmes, sofern die Grübelphasen sich nicht ausweiten. Denn dann erscheinen Probleme und Sorgen noch schwerwiegender, als sie eigentlich sind, und Mücken werden zu Elefanten.

Eine Untersuchung hat gezeigt, dass hier vorbeugend vor allem das Listenschreiben sehr gut hilft. Sie befreien, zu diesem Schluss kamen die Psychologen, den Kopf. Unser Gehirn hat nämlich die Eigenschaft, sich, wenn wir über Vergangenes nachdenken oder Tagebuch schreiben, stets mit dem auseinanderzusetzen, was nicht so optimal gelaufen ist oder was noch alles ansteht; und das führt zum Grübeln. Eine To-do-Liste anzufertigen, ist hingegen langweiliger und hilft, uns nicht zu sorgen, wir könnten es vergessen.

Wichtig: Die Erledigungen sollten möglichst konkret formuliert werden. Also statt »Zum Arzt« lieber »Überweisung abholen« oder statt »Steuer anfangen« besser »Belege nach Monaten sortieren«. Dies führt eher zu einem zufriedenstellenden Ergebnis. Für unser Steuerorgan im Kopf bedeutet das: Gut geplant ist so gut wie erledigt. Der diffuse Schrecken einer Aufgabe, begründen die Psychologen, löst sich auf in ein harmloses To-do. Der Elefant hat sich in eine Mücke zurückverwandelt.

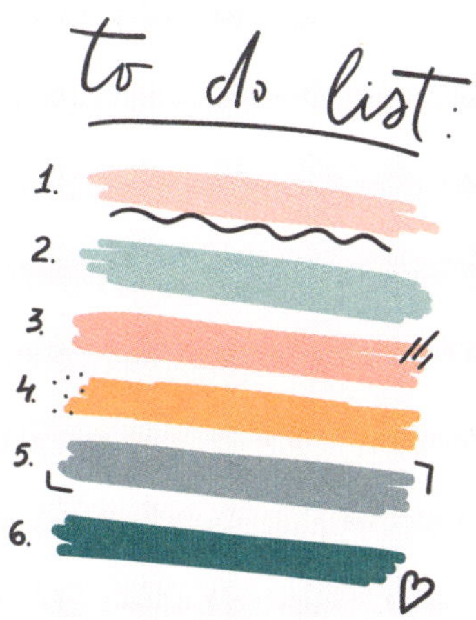

ANKERTAG

Die zweite Woche ist vorbei, und Sie haben aus den sieben Lebensstilbereichen jeweils einen Kraftmacher ausprobiert. Welchen fanden Sie super, welchen ganz okay oder einfach nur blöd? Kreuzen Sie den entsprechenden Smiley an:

KRAFT-MACHER 1 **Linsen zählen**
So viel Glück in einer Tasche (Seite 36) ☺ 😐 ☹

KRAFT-MACHER 2 **Ab ins Museum**
Die Kraft von Kunst (Seite 38) ☺ 😐 ☹

KRAFT-MACHER 3 **Kick-off-Müsli**
Schnelles Frühstück mit Langzeitwirkung (Seite 40) ☺ 😐 ☹

KRAFT-MACHER 4 **Selbstzweifel zähmen**
Die innere Kritikerin in Schach halten (Seite 42) ☺ 😐 ☹

KRAFT-MACHER 5 **Haltung macht happy**
Wie der Körper die Seele stärkt (Seite 44) ☺ 😐 ☹

KRAFT-MACHER 6 **Freunde finden**
Gemeinsam sind wir stärker (Seite 46) ☺ 😐 ☹

KRAFT-MACHER 7 **Besser ein- und durchschlafen**
Anti-Grübel-Programm für die Nacht (Seite 48) ☺ 😐 ☹

Üben Sie heute möglichst die Kraftmacher, die Ihnen gefallen haben, noch mal. Manches geht dann gleich noch leichter und fixer. Wenn Sie nur 7 Minuten Zeit haben, suchen Sie Ihren Favoriten raus und markieren sich die anderen für die nächsten Ankertage, oder bauen Sie sie, wo es passt, unter der Woche ein. Alle neutralen Smileys kommen dann auch vielleicht mal wieder zum Einsatz. Sollte Ihnen gar nichts gefallen haben, schauen Sie, was Ihnen letzte Woche gutgetan hat, und wiederholen einen dieser Kraftmacher.

RÜCKBLICK

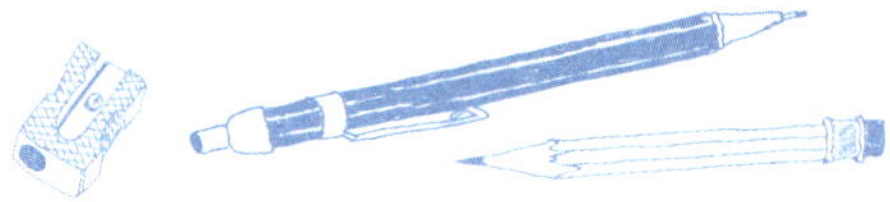

Hier können Sie notieren, welche der Kraftmacher Ihnen gut gefallen haben und welche weniger. Notieren Sie Ihre Erfahrungen in dieser Woche.

Diese/r Kraftmacher hat/haben mir am besten gefallen/richtig gutgetan, weil …

Ich baue diese/n Kraftmacher auch in der nächsten Woche wieder ein. (Notieren Sie hier den Tag und vielleicht auch die Uhrzeit.)

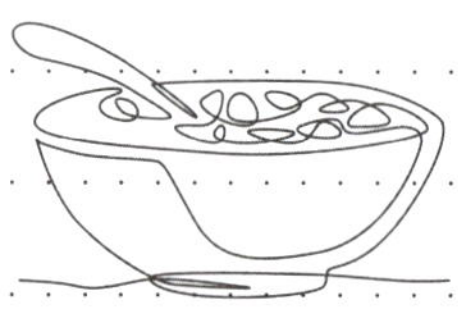

Diese/n Kraftmacher versuche ich vielleicht irgendwann noch mal:

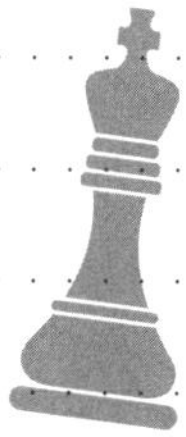

Blöd war/en diese/r Kraftmacher, weil …

Diese/n habe ich jetzt schon regelmäßig eingebaut:

Meine Ideen dazu:

EXTRA-KRAFTMACHER BEWEGUNG: SCHÜTTELN SIE SICH FREI

Auch diese Körperübung lässt uns ganz schnell locker werden, verbessert unsere Haltung und damit ebenso die Laune. Sogar die Ausstrahlung wird wilder (Haarekämmen ruhig vergessen):

- Stellen Sie sich mit hüftbreit geöffneten Beinen auf eine feste Oberfläche, und schütteln Sie sich dann von Kopf bis Fuß kräftig durch.
- Zum Abschluss lassen Sie dann noch mal Ihre Arme schwungvoll kreisen.

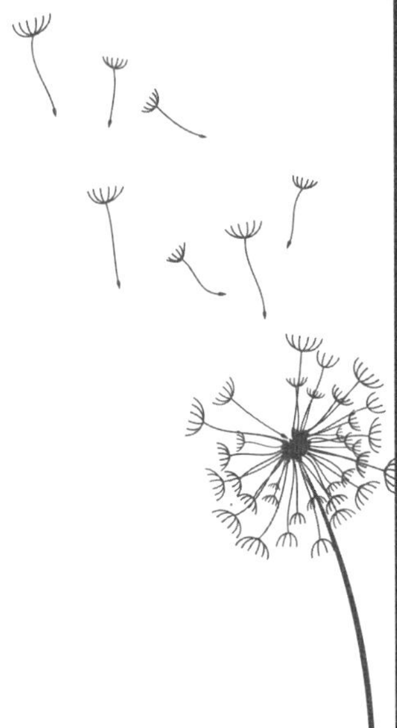

VORBEREITUNG FÜR WOCHE 3

Diese Zutaten brauchen Sie für die Kraftmacher in der dritten Woche:

- Für Tomaten-Spinat-Pasta:
  → Lieblingsnudeln
  → Getrocknete Tomaten (kleines Glas)
  → 1 kleine Zwiebel
  → Knoblauch
  → Olivenöl
  → Hummus
  → Babyblattspinat
  → Salz und Pfeffer
  → Feta

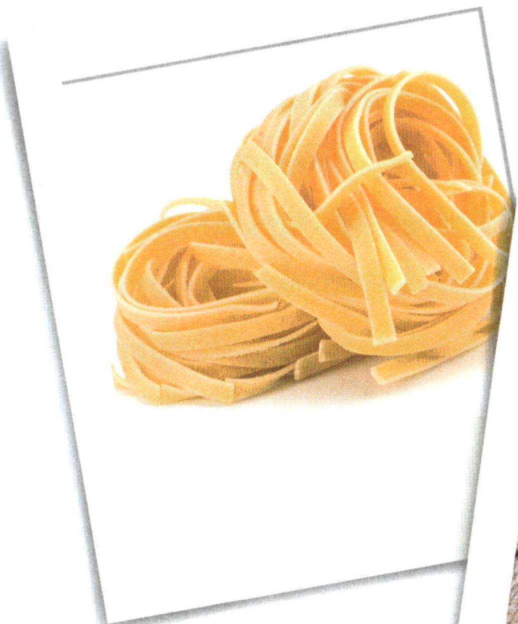

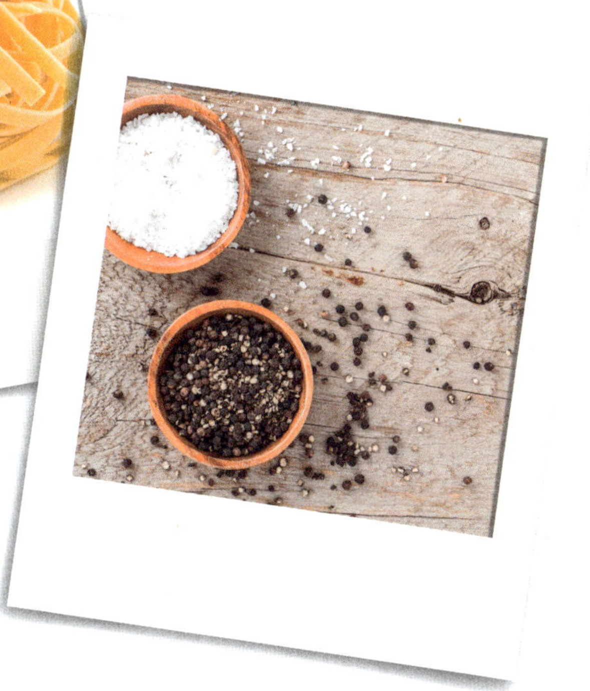

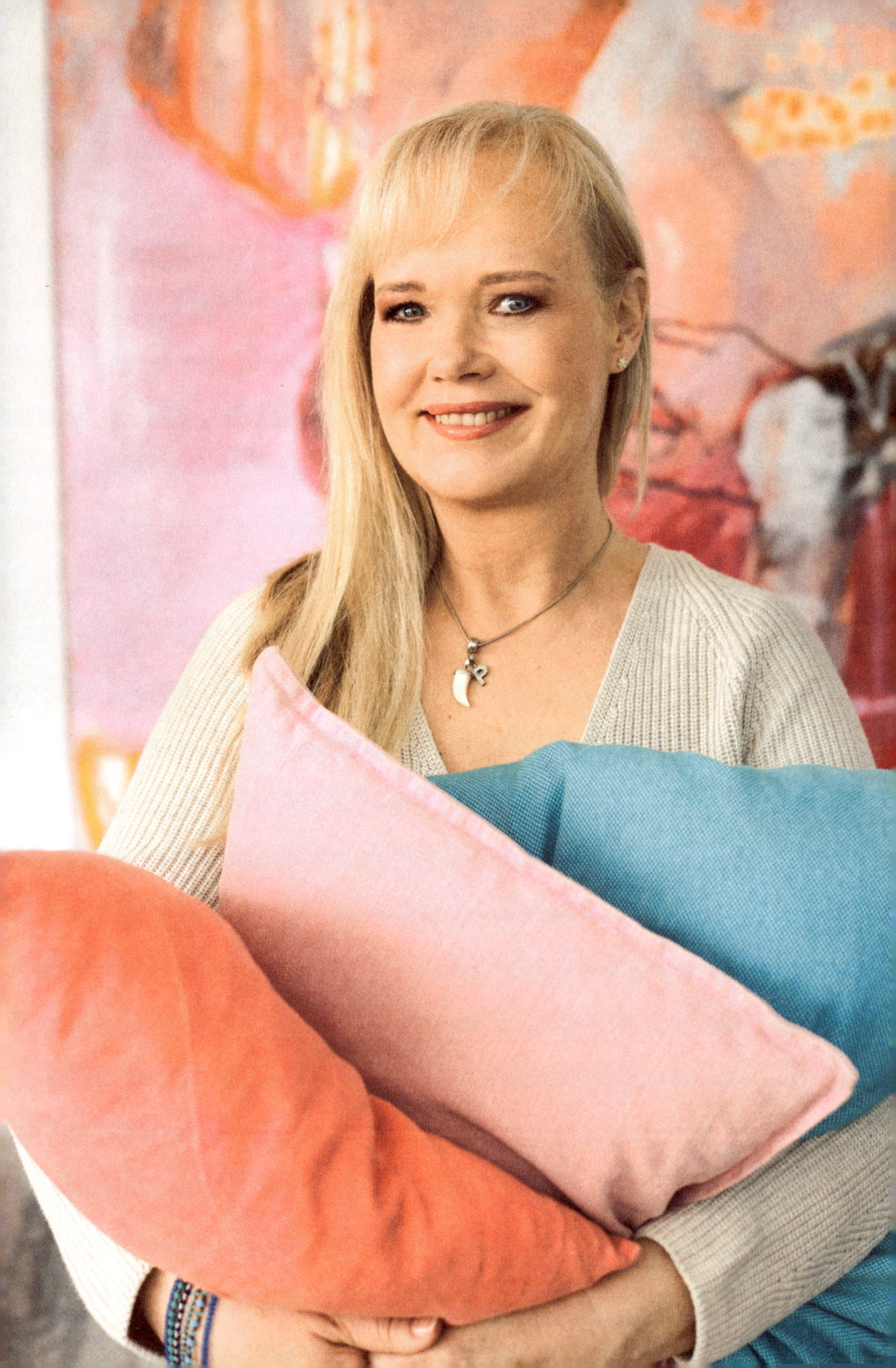

WOCHE 3

Auf den Geschmack gekommen? Hier sind die sieben neuen Kraftmacher für die anstehende Woche: Bringen Sie Farbe in Ihr Leben, schenken Sie sich ein neues Ich-liebe-es-Ritual, dazu ein Gute-Laune-Gericht aus der kretischen Mittelmeerküche, lernen Sie in 7 Minuten, wie Sie zur Macherin werden, gönnen Sie sich Kuscheleinheiten, und planen Sie einen Urlaub so, dass er zum Kraftmacher wird.

KRAFTMACHER 1

FARBSPIELE

Welche Lieblingsfarbe hat Ihre Psyche?

AUF EINEN BLICK: Jeder Mensch hat eine Lieblingsfarbe, denn Farben spielen eine große Rolle für unser Wohlbefinden. Sogar Heilungsprozesse können sie fördern. Das liegt daran, dass jeder von uns Rot, Grün oder Lila mit bestimmten Empfindungen und Eigenschaften verbindet. Und erstaunlicherweise lösen bestimmte Farben bei den meisten Menschen ähnliche Gefühle aus. Denken Sie heute kurz darüber nach, in welchem Lebensbereich Sie mehr Farbenergie brauchen könnten.

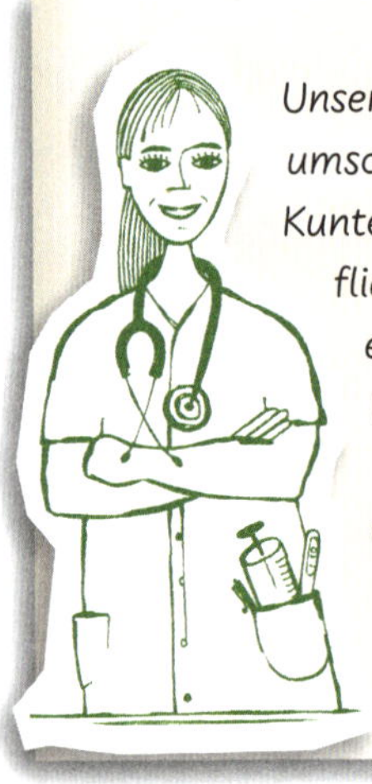

Unser letztes Haus hieß nicht umsonst bei Freunden »Villa Kunterbunt«. Durch einen fliederfarbenen Flur ging es in die taubenblaue Küche oder ins rote Wohnzimmer. Mein Büro war himbeerfarben gestrichen und das knallrosa Gästezimmer für so manchen Gast eine Herausforderung. Die Kinder wählten noch wildere Farben, manchmal zwei in einem Raum. Klasse, und so fröhlich. Heute sind sie Teenies und mögen nur noch Beige oder Grau. Meine Farben finden sie peinlich. Okay, dann gibt's jetzt eben mal ein paar farbneutrale Jahre. Aber wartet, bis ihr ausgezogen seid … Farben machen einfach Laune, trauen Sie sich heute!

So wirkt's

- belebend oder beruhigend
- konzentrationsfördernd
- heilsam
- motivierend

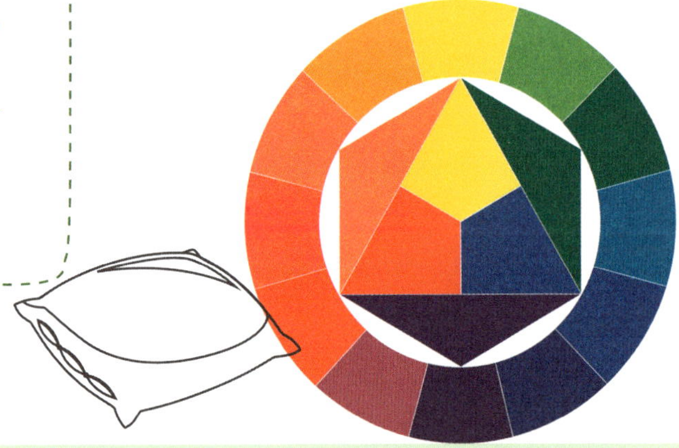

+++++++++++++++ **Nur 7 Minuten?** +++++++++++ Ja, um Farbe auszusuchen ++++++

So geht's

Denken Sie heute 7 Minuten darüber nach, welche Farben und Gefühle Sie sich in Ihr Leben holen möchten. Überlegen Sie:

- Welches Zimmer kann neuen Schwung gebrauchen?
- In welcher Form möchten Sie Farbe in Ihr Umfeld bringen? Mit Textilien (Kissen, Teppich oder Tischdecke) oder Bildern?
- Oder möchten Sie sich für einen neuen Anstrich eines Möbelstücks oder einer Wand entscheiden?

Deshalb funktioniert's

C. G. Jung (1875–1961), der Begründer der Analytischen Psychologie, bezeichnete Farben als »Muttersprache des Unbewussten«. Moderne Psychologen sprechen von einem Farbvokabular, das sich über Jahrtausende in der menschlichen Psyche eingeprägt hat. Mit seiner Hilfe können wir uns schnell im Alltag orientieren. Jede Farbe hat eine bestimmte Botschaft für uns, sie warnt, beruhigt, schenkt uns Kraft, wir fühlen uns von ihr angezogen oder abgestoßen. Intuitiv verknüpfen wir mit Farben Bedeutungen und Erinnerungen: Orangerot ist die Farbe des Feuers und der Wärme, das ruhige Meer ist blau, und eine Frühlingswiese leuchtet in Grasgrün. Auch unsere Emotionen verändern sich unter dem Einfluss von Licht oder Farben. Diese wiederum beeinflussen unser Verhalten, Denken und Handeln. Die Selbstheilungskräfte werden angeregt.

Farbforscher wissen, dass Farben und Licht den Stoffwechsel, die Atmung, den Blutdruck oder auch die Körperspannung beeinflussen. So gestaltete man für eine Studie an der Helios-Klinik in Wuppertal eine Intensivstation mit schönen Farben, die andere blieb weiß. Wohlbefinden und Gesundheitszustand der »bunten« Intensivpatienten besserten sich um 62,7 Prozent, und der Medikamentenverbrauch sank im Durchschnitt um 30,1 Prozent im Vergleich zur »weißen« Gruppe.

Farbwirkungen

In der Regel haben Farben folgende Wirkungen, ist das bei Ihnen auch so?

- *Orange* harmonisiert und steigert die Lebensfreude.
- *Rot* gilt als warme Farbe. Weil sie aber auch Signalwirkung hat, wirkt ein roter Blickfang in Räumen energetisierend und fördert die Ausdauer (gut fürs Büro).
- *Gelb* stärkt das Selbstvertrauen, aber auch Risikofreude, hemmt Ängste.
- *Grün* sagt Ja zum Leben und motiviert.
- *Weiß* ist die Farbe des Lichts und symbolisiert Reinheit, Leichtigkeit und Ruhe.
- *Blau* wirkt beruhigend und macht zufrieden. Außerdem fördert es kreative Prozesse und steigert die Leistungsfähigkeit.
- *Braun* ist die Farbe des Erdbodens und steht für Standfestigkeit, Geborgenheit, Sicherheit, Stabilität, Behaglichkeit und Verlässlichkeit.
- *Rosa* symbolisiert das blühende Leben, aber auch Reinheit, Schönheit und Glücksgefühle.
- *Violett* fördert Vitalität, Sinnlichkeit und Lebenslust.

KRAFTMACHER 2

HALTGEBER-RITUAL

Gute Gewohnheiten als tägliche Energiespender

AUF EINEN BLICK: Die Tasse Tee am Morgen in der Küche, der Gang mit dem Hund, abends eine Geschichte vorlesen, die Sportgruppe am Donnerstag, das Abendessen mit Familie. Jeder kennt wiederkehrende Situationen, die zu Ritualen geworden sind. Sie bringen uns sicher durch den Tag und durchs Leben. Schenken Sie sich heute ein neues Ritual, es wird Ihnen guttun!

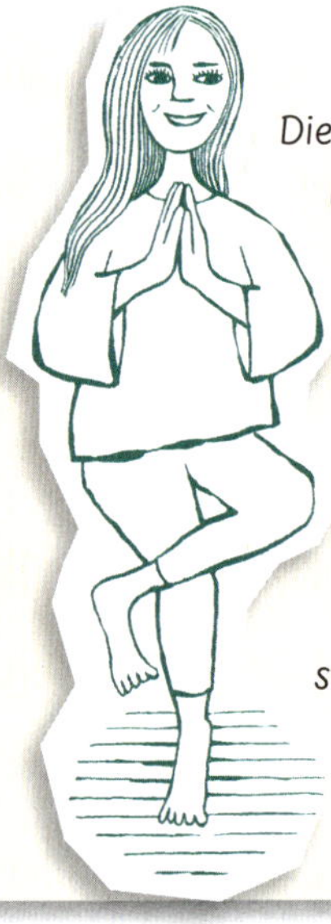

Die meisten Rituale in unserem Leben sind uns gar nicht bewusst. Regelmäßig aufstehen, der Weg zur Arbeit oder Jogginghose an fürs Homeoffice, vorher Frühstück, nachher Kinder abholen – oder was auch immer der Alltag vorgibt. Rituale, die uns guttun, gehen da oft unter oder werden hintangestellt. Dabei unterschätzen wir, wie sehr sie uns stützen. Ich liebe meine Tasse Tee auf dem Sofa am Morgen, wenn die Tür hinter Mann und Kindern zugefallen ist. Dann mit dem Hund raus und ordentlich Stöcke werfen. Dabei strukturiere ich meinen Tag und lasse mich durchpusten. Nun kann der Tag mit all seinen Abenteuern kommen.

So wirkt's

- gibt Struktur
- schenkt Geborgenheit
- bringt mehr Genusserlebnisse
- reduziert Stress

So geht's

Gönnen Sie sich heute ein neues Ritual für Ihren Alltag. Na klar, dies kann nur ein Anfang sein, aber allem Anfang wohnt ein Zauber inne, und heute geht's los.

Was möchten Sie schon lange täglich für sich machen? Was würde Ihnen guttun? Gibt es ein Bedürfnis, für das Sie sich doch meist nicht die Zeit nehmen? Morgens Zeitung lesen? Einen Kurkuma-Latte kochen? Ein Bild beginnen? Eine tägliche Wohlfühl-Anwendung – zum Beispiel das Einreiben mit ayurvedischem Öl?
Mit diesen Fragen nähern Sie sich Ihrem neuen Ritual:

→ Was liegt mir am Herzen?
→ Wann mache ich es von heute an?
→ Was brauche ich dazu?

Dann geht es darum, dass Sie dranbleiben, jeden Tag. Natürlich können Sie eine Gewohnheit auch austauschen oder so anpassen, dass sie noch besser in Ihren Alltag passt. Wichtig ist, dass Sie sich dabei immer gut fühlen. Denn das sollte der Sinn jeden Rituals sein.

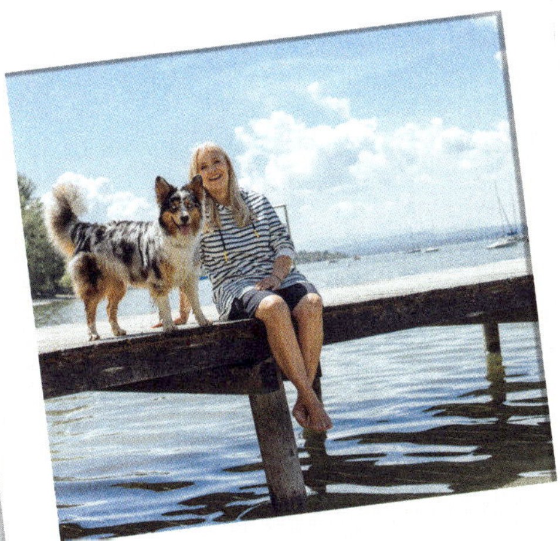

Deshalb funktioniert's

Wir Menschen sind Gewohnheitstiere. Mit Ritualen und Routinen schenken wir uns Verlässlichkeit, Sicherheit und Struktur. Ihr Ablauf wiederholt sich, es passiert währenddessen nichts Neues, Überraschendes oder Ablenkendes. In dieser Gleichförmigkeit steckt eine Kraft, um uns innerlich zu festigen. Außerdem sind wir in dieser Zeit bei uns, stehen nicht unter Druck, treffen keine Entscheidungen und haben etwas Ruhe.
Forschende der Universitäten von Minnesota und Harvard fanden heraus, dass ein Ritual außerdem die Qualität der erlebten Zeit verbessern und intensivieren kann. So testeten sie Teilnehmende beim Essen eines Stücks Schokolade. Es zeigte sich, dass das Ritual, die Schokolade in einer bestimmten Art zu essen und nicht einfach nebenher zu naschen, das Genusserlebnis verstärkte. Wir erleben den Moment im Ritual also intensiver und kommen im besten Fall ins Spüren und in die Ruhe.
Anthropologen haben noch eine andere Deutung parat. Sie glauben, dass Rituale, die die Nahrung, das Heilen von Krankheiten oder den Tagesrhythmus betrafen, schon in urzeitlichen Gesellschaften zur Gefahrenvorsorge dienten. Wer gleich morgens Wasser holt, wird nicht verdursten. Ähnlich ist es heute: Wenn wir unseren gewohnten Tätigkeiten nachgehen, erwarten wir in dieser Zeit keine (bösen) Überraschungen. Wir sind in Sicherheit.

KRETA-MOOD-FOOD

Kühlschrank-Check auf Gute-Laune-Macher

AUF EINEN BLICK: Unser Essen hat es immer in sich. Es kann Krankmacher oder Sünde sein, aber auch Belohnung, Trost oder ein echter Kraftmacher. Manche Lebensmittel tun vor allem der Seele gut. Von den vielen gesunden Mittelmeer-Ernährungsstilen, die wissenschaftlich hoch im Kurs stehen, bekommt die Kreta-Diät in Sachen psychische Gesundheit die besten Noten. Heute gibt es deshalb eine Liste mit Kreta-Mood-Foods für den Vorrat und ein (schnelles) Gericht aus der Inselküche.

Früher waren Depressionen ja eher ein Schmuddelthema. Man sprach nicht drüber – und noch schlimmer, es gab auch kaum Therapieoptionen. In den 1950er-Jahren kamen die ersten Medikamente. Dann die Erkenntnis, dass man die auch nur dann irgendwann weglassen kann, wenn man sich mithilfe von Verhaltenstherapie emotional gestützt hatte. Relativ neu sind nun zwei therapeutische Säulen, die genauso wichtig sind: Bewegung und Ernährung. Auf vier Beinen steht die Behandlung von Depressionen mittlerweile viel besser. Aber am besten bekommt man gar keine, daher gibt's heute den Kühlschrank-Check.

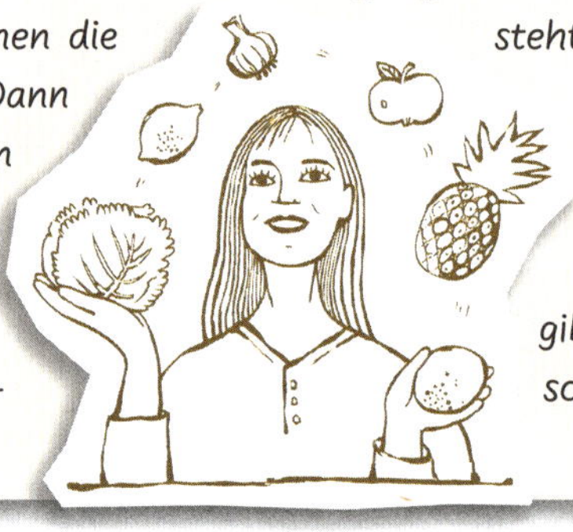

So wirkt's

- bessert die Laune
- fördert die Motivation
- steigert die Konzentration
- antientzündlich

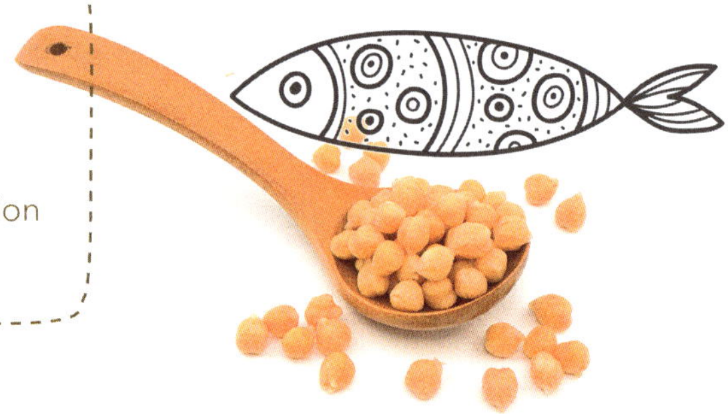

So geht's

Überprüfen Sie heute in 7 Minuten, welche dieser Stimmungsmacher zum Essen Sie mögen oder sogar im Vorrat haben. Wenn nicht, schreiben Sie Ihre Lieblinge aus der Liste auf und kaufen sie ein. Die besten Mood-Foods, also Gute-Laune-Macher aus der Kreta-Ernährung, sind:

- frisches Gemüse,
- Hülsenfrüchte,
- Obst (vor allem Bananen, Datteln, Feigen),
- Olivenöl,
- Reis, Pitabrot, Nudeln, Bulgur oder Couscous,
- Geflügel,
- Seefisch und Meeresfrüchte,
- Honig statt Zucker und
- dunkle Schokolade (mindestens 70 Prozent Kakaogehalt).

Darauf dürfen Sie verzichten:

- rotes Fleisch und Wurstwaren
- Zucker sowie Süßgetränke
- Getreideprodukte aus Weißmehl

Cremige Tomaten-Spinat-Pasta (Für 2 Personen)

ZUTATEN

- 200 g Lieblingsnudeln
- getr. Tomaten (kleines Glas)
- 1 kleine Zwiebel
- 1 bis 2 Knoblauchzehen
- Olivenöl
- 1 EL Hummus (Glas)
- 2 Handvoll Babyblattspinat
- Salz, schwarzer Pfeffer aus der Mühle
- 50 g Feta

ZUBEREITUNG

Nudeln bissfest kochen. Währenddessen getrocknete Tomaten in Streifen schneiden und Zwiebel sowie Knoblauchzehen abziehen und würfeln. 1 EL Öl in einer tiefen Pfanne erhitzen und darin alles andünsten. Hummus einrühren und 1 Kelle Nudelwasser dazugeben. Spinat darübergeben und zusammenfallen lassen. Die Pasta untermischen und nach Geschmack mit etwas Olivenöl sowie Salz und Pfeffer nachwürzen. Den Feta darüberbröseln.

Deshalb funktioniert's

Die meisten Stimmungsmacher bietet die Kreta-Diät. Denn sie ist reich an Kohlenhydraten, allerdings etwas fettärmer als andere Mittelmeer-Ernährungsweisen und mit schmaleren Eiweißportionen. Ernährungswissenschaftlerinnen und Psychologen haben Hinweise darauf gefunden, dass ein Mix aus kohlenhydratreichen Nahrungsmitteln (Nudeln, Reis, Vollkornbrot) in Kombination mit gesundem Öl (Olivenöl) und wenig Eiweiß (vorzugsweise aus Hülsenfrüchten, Geflügel, Eiern oder Fisch) die Stimmung stabilisieren und widerstandsfähiger gegen Stress machen kann.
Verantwortlich dafür sind vor allem die Stimmungsmacherhormone Serotonin, Dopamin und Noradrenalin. Sie wirken sich positiv auf unsere Motivation und die Laune aus. Damit sie der Körper herstellen kann, braucht er Tryptophan und Tyrosin. Deshalb heißen Lebensmittel, die reich an diesen beiden Eiweißstoffen sind, »Mood-Foods« (engl. *mood* [Stimmung]).
Die Wissenschaftler gehen davon aus, dass eine solche Ernährung einen Mangel an anregenden Hirnbotenstoffen ausgleichen kann.

KRAFTMACHER 4

ICH KANN DAS!

So leben, wie Sie es sich wünschen

AUF EINEN BLICK: »Lass das mal lieber« oder »Nimm dich nicht so wichtig« – das sind Überzeugungen, die wir früh gelernt haben, und zwar von Eltern, Erzieherinnen und auch Gleichaltrigen. Wir können diese Krafträuber aber entmachten. Eine psychologische Methode, die Transaktionsanalyse, hilft hier. Und dann heißt es eines Tages aus tiefstem Herzen: Wer sagt, dass ich das nicht kann? Ich erlaube mir, so zu sein, wie ich (wirklich) bin.

Haben Sie auch »Pubertiere« zu Hause? Da kann man ja mal das Fürchten lernen, wenn es um Selbstakzeptanz und Eigenliebe geht. Niemand hasst sich selbst so wie ein Teeniemädchen, denke ich manchmal. Nichts passt, der Bauch zu dick, die Haare zu dünn, Pickel dazu, nicht schlau genug, die falschen Freunde. Die Liste ist unendlich und der Kummer auch. Wenn ich sage, dass das alles nicht stimmt, glaubt mir hier keine, ich bin ja nur die Mutter. Und ehrlich gesagt war ich genauso. Ich weiß noch, wie weh das tut und dass es ein langer Weg sein kann zur Selbstakzeptanz. Aber ein guter und wichtiger. Wenn ich mich liebe, ist das wenigstens schon mal eine. Und es fühlt sich gut an, gibt Kraft für schlechte Zeiten und gegen falsche Freunde. Jede Übung hierfür ist sinnvoll investierte Zeit!

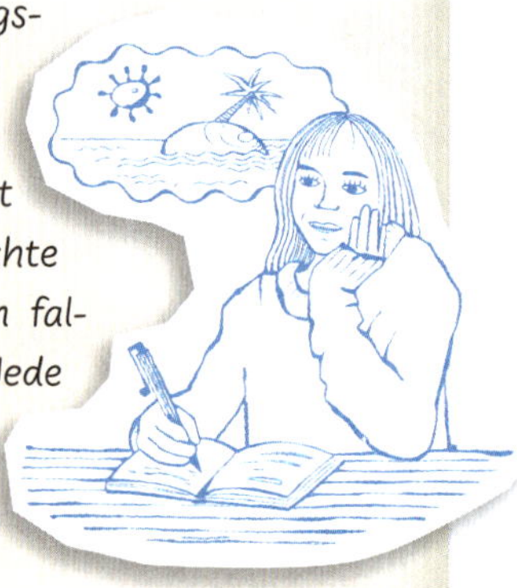

So wirkt's

- entlastend
- stärkt das Ich
- ermutigend
- befreiend
- vitalisierend

++++++ **Nur 7 Minuten?** ++++++ Sicher, um herauszufinden, was Sie gern ändern würden ++++

So geht's

- **Nehmen Sie sich etwas Zeit, und schreiben Sie zehn Dinge auf, die Ihnen wichtig sind, die Sie sich aber nicht erlauben.** Es sollten solche sein, die Sie gern machen würden, etwa »Ich möchte meinem Kollegen widersprechen«, »Ich würde mich gern auf die neue, bessere Stelle bewerben« oder »Ich möchte meiner Schwiegermutter sagen, dass sie nur noch einmal im Monat kommen soll«, aber auch »Ich möchte meine Haare blau färben« oder »Ich möchte lieber ein Wochenende ins Spa gehen als mit der Familie zum Wandern«.
- **Überlegen Sie jetzt, was Sie eigentlich davon abhält, zu tun, was Sie gern machen würden.** Haben Sie keine Zeit, glauben Sie, dass Sie das nicht können oder dass es nicht in Ihr Leben passt, hat Ihr Partner etwas dagegen? Überlegen Sie, wer und was Sie in Ihrer Handlungsfreiheit blockiert und ob es sich wirklich lohnt, dass Sie Ihre Bedürfnisse einschränken. Wenn dabei hemmende Überzeugungen auftauchen (»Das schaff ich eh nicht«, »Dafür bin ich zu unbegabt/zu dünn/zu groß/zu klein«), verbannen Sie diese Stimmen zurück in die Vergangenheit. Kindliche Ängste sind hartnäckig, aber heute verfügen Sie ja über viel mehr Ruhe, Kraft und Fähigkeiten.
- **Dann erlauben Sie sich, einfach loszulegen!** Setzen Sie sich Termine, wann Sie Haare färben, Ihrem Kollegen mal Bescheid sagen, die Bewerbung einreichen oder ins Spa wollen, und halten Sie diese ein. Spendieren Sie sich eine neue Sichtweise: »Ich bin groß und erlaube mir, das zu leben, was ich für wichtig halte. Und so zu sein, wie ich bin. Dabei entdecke ich mich jeden Tag neu.«
- **Üben Sie.** Jeden Tag. Und bleiben Sie dran. Sie sind es wert!

Deshalb funktioniert's

Der kanadische Psychiater Eric Berne (1910–1970) entwickelte die sogenannte Transaktionsanalyse, die sich unter anderem mit der menschlichen Kommunikation (Transaktion) befasst, um zu erforschen, warum Menschen so fühlen, denken und sich verhalten, wie sie es tun.

Er ging – vereinfacht gesagt – davon aus, dass jeder von uns mit dem Potenzial zur Welt kommt, selbstbestimmt zu leben, und dass auch jeder von uns die Fähigkeit zur Problemlösung und zur Übernahme von Verantwortung für sich selbst und andere hat. Um bestimmte hemmende Überzeugungen loszuwerden, brauchen wir Geduld und Disziplin, um sie zu entmachten. Wenn wir uns diesen Gedanken und Sätzen aber immer wieder widmen, sie uns bewusst machen, uns klarmachen, wie wir uns dabei fühlen, erkennen wir sie, entlasten uns in diesem Moment und können neue psychische Kräfte entwickeln. Irgendwann kommt der Zeitpunkt, an dem diese Gedanken nicht mehr auftauchen. Bis dahin geht es immer wieder darum, sich die Freiheit zu nehmen, andere Denkwege einzuschlagen, sich etwas zu trauen und sich dafür sogar zu beglückwünschen!

KRAFTMACHER 5

… UND DIE SONNE GRÜSST ZURÜCK

Freundlich in den Tag starten mit Mini-Yoga

AUF EINEN BLICK: Es ist schon lange kein Geheimnis mehr, dass Yoga fit und beweglich macht, die Stimmung verbessert und tiefenentspannend wirkt. In der Mind-Body-Medizin, einer Achtsamkeits-Anti-Stress-Medizin, ist es längst fester Bestandteil. Zahlreiche Studien belegen die ganzheitliche Wirksamkeit von »Herabschauendem Hund«, »Standwaage« oder »Sonnengruß«. Also ab auf die Matte!

Jeden Morgen grüße ich die Sonne, dabei ist es mir egal, ob sie wirklich scheint. Vielleicht kommt sie ja dann schneller raus. Da ich immer auf der Suche bin nach kleinen Dingen, die mein Leben bereichern, bin ich irgendwann darauf gekommen, meine morgendliche körperliche und geistige Steifheit mit fünf Sonnengrüßen zu verjagen – noch im Nachthemd vor dem Frühstück. Sieht vielleicht schräg aus, aber tut mir sehr gut. Ihnen vielleicht auch? Ausprobieren!

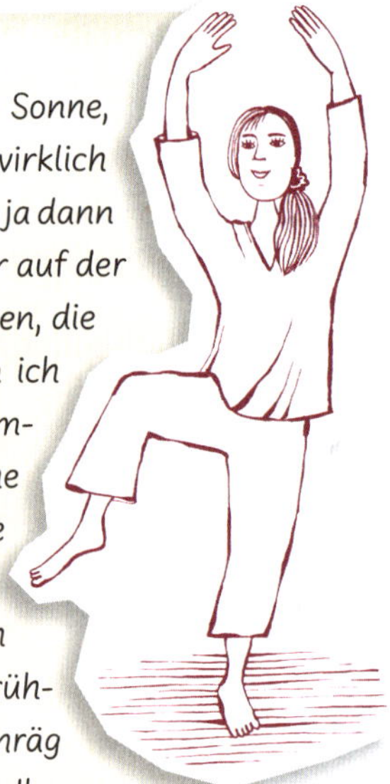

So wirkt's

- stabilisiert und kräftigt
- reduziert Stress und Angst
- wirkt antidepressiv
- macht den Geist »gelenkiger«

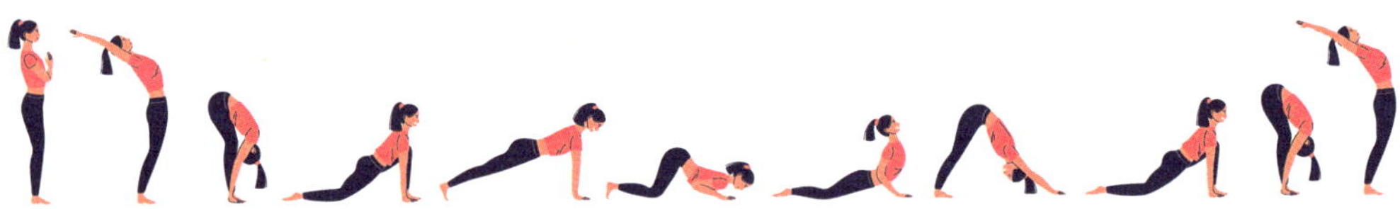

So geht's

Der »Sonnengruß« wird in den verschiedenen Yoga-Schulen und vielen Varianten geübt. Diese Version ist mein Vorschlag, wenn Sie morgens geschmeidig und gut »gemittet« in den Tag starten möchten. Sie können ihn aber auch zu jeder anderen Tageszeit üben:

- **Berg:** Stellen Sie sich ans Fußende Ihrer Übungsmatte, die Füße sind hüftbreit geöffnet, die Handflächen liegen vor dem Brustbein aneinander. Führen Sie die Arme in einem weiten Bogen über die Seiten nach oben, das Becken bleibt über den Füßen, Ihr Blick zeigt zur Decke.
  Schieben Sie das Becken nach hinten.
- **Vorbeuge:** Lassen Sie den Oberkörper ganz sinken, und dehnen Sie sich über die Rückseiten der Beine. Ausatmen.
- **Held:** Machen Sie mit dem rechten Bein einen großen Schritt nach hinten, sodass es gestreckt ist. Die Finger bleiben am Boden, Sie heben den Brustkorb und den Kopf.
- **Herabschauender Hund:** Stellen Sie den linken Fuß nach hinten neben den rechten. Schieben Sie sich kräftig nach hinten und oben. Halten Sie die Ohren in Höhe der Oberarme. Atmen Sie ein.
- **Brett:** Strecken Sie den gesamten Körper parallel zum Boden. Die Arme sind gestreckt, Sie stehen auf den Zehenspitzen.
- **Kobra:** Gehen Sie in den Ellbogenstütz, und schieben Sie die Arme nach vorn in die Mitte, richten Sie den Oberkörper auf, die Fußrücken liegen am Boden.
- **Herabschauender Hund:** Schieben Sie sich wieder nach oben und hinten.
- **Held:** Schwingen Sie den rechten Fuß weit nach vorn bis zwischen die Hände, und heben Sie Brustkorb und Kopf, die Finger bleiben am Boden.
- **Vorbeuge:** Stellen Sie den linken Fuß neben den rechten, und kommen Sie ausatmend in die Vorbeuge.
- **Berg:** Rollen Sie sich langsam wieder auf, und führen Sie die Arme über die Seiten nach oben. Lassen Sie sie dann sinken, und legen Sie die Handflächen vor der Brust aneinander.

Aus dieser Ausgangshaltung wiederholen Sie den »Sonnengruß« viermal. Auf YouTube finden Sie jede Menge Sonnengruß-Varianten zum Anschauen.

Deshalb funktioniert's

Bei Profimusikern mit Auftrittsängsten, aber auch bei Kindern und Rentnerinnen, Angestellten, Herzkranken, Schlafgestörten und Depressiven konnten Wissenschaftler positive Veränderungen durch regelmäßiges Üben feststellen. Dabei bringen es sogar kurze Yoga-Programme. Warum »Hund«, »Kobra« und »Brett« so gut als Antistressmittel und Stimmungsaufheller helfen, liegt an der Gamma-Aminobuttersäure (GABA). Sie ist ein Botenstoff im Gehirn und wirkt dämpfend auf die Erregbarkeit von Nervenzellen. Das heißt: Je mehr GABA, desto relaxter ist der Mensch. Bei Yoga-Übenden machen die GABA-Werte mit jeder Einheit einen Sprung nach oben. Yoga stärkt so den Stressabbau genauso wie das Körperbewusstsein.

KRAFTMACHER 6

KUSCHELALARM

Umarmungen fürs innere Gleichgewicht

AUF EINEN BLICK: Das beste Mittel bei Traurigkeit oder Mutlosigkeit ist eine feste Umarmung durch einen lieben Menschen. Das Gefühl, dass man sich angenommen und gemocht fühlt, kann nur entstehen, wenn alle Sinne beteiligt sind, und das geht nicht so gut ohne körperliche Nähe. Außerdem beeinflussen Umarmungen und Kuschelmomente – von den richtigen Wesen und im richtigen Moment – den Herzschlag, den Hormonhaushalt und unser Immunsystem.

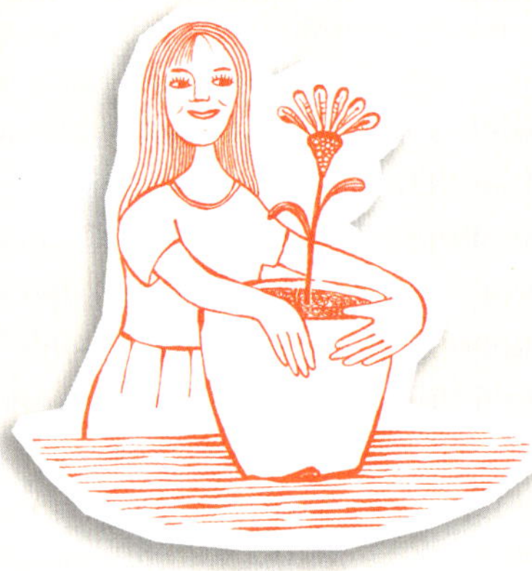

Mir fehlt oft meine Peppa, mein Berner Sennenhund. In Gedanken streiche ich durch ihr dickes Fell und wünsche mir, sie würde noch mal ihre Schnauze zwischen meine Knie stecken, damit ich ihren Kopf kraule. Dann wurde jeder Kummer leichter. Unsere Tante Kathleen hatte sogar festgestellt, dass ihr Herzschlag, der notorisch zu schnell ist, um bis zu vierzig Schläge fiel, wenn sie Peppa ausgiebig streichelte. Aber auch sich liebevoll zu umarmen, die Hände zu halten oder zusammen auf dem Sofa zu sitzen, ist einfach etwas Tolles, und wir brauchen das alle. Mehr, als wir denken.

So wirkt's

- macht glücklich
- reduziert Stress
- gut für unser Herz
- stärkt Selbstvertrauen

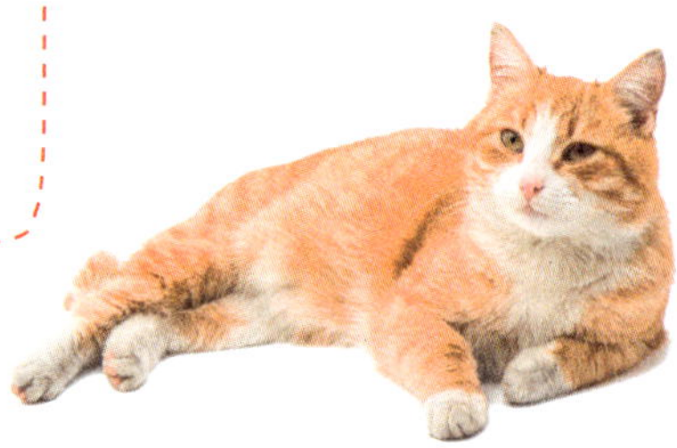

So geht's

Einmal am Tag innig umarmen ist so wie der sprichwörtliche Apfel am Tag.

- Investieren Sie heute mal 7 Minuten für eine Kuschelsession mit Ihren Kindern oder dem Partner auf dem Sofa. Eine kleine freiwillige Rückenmassage kommt bestimmt auch gut an, und dann wird gewechselt.
- Nehmen Sie Ihre Kinder, Ihre Partnerin oder Ihren Partner, die Oma oder Freunde heute etwas länger in den Arm.
- Oder Sie bürsten Ihrem Haustier mal ausgiebig das Fell.
- Wenn Sie nicht so der Kuscheltyp mit anderen sind, hilft es auch, sich fest in eine flauschige Decke einzuwickeln, so wie man kleine Kinder »puckt«. Oder Sie steigen heute in eine warme Badewanne.
- Natürlich geht auch ein freundliches Gespräch oder Augenkontakt. Jede Form von sozialem Kontakt ist positiv, betonen Experten. Und lebensnotwendig.

Deshalb funktioniert's

Berührungen spielen in unserem ganzen Leben eine zentrale Rolle, mehr, als uns vielleicht bewusst ist. Wenn wir auf die Welt kommen, ist unser Tastsinn weiter entwickelt als alle anderen Sinne.

Unser erster Weg, um Kontakt aufzunehmen, ist Berührung. Dieser Sinn beeinflusst unsere kindliche Entwicklung, Sozialverhalten und Gesundheit. Unsere körperliche Grenze nach außen ist die Haut, unser größtes Organ. Mit ihr spüren wir Wärme, Kälte, Strukturen, Druck. Von den Hautrezeptoren werden unzählige Signale ans Gehirn geschickt. Hier wird die Berührung emotional bewertet: Ist sie angenehm oder unangenehm? Eine angenehme Berührung signalisiert uns friedliche Absichten des Gegenübers, was in früheren Zeiten überlebenswichtig war und auch heute noch wichtig ist. Deshalb gibt es diese speziellen Nervenfasern überall auf der Haut, wo Haare wachsen – also auch auf der Nasenspitze.

Im Gehirn führt das zu einer Entspannungsreaktion und der Ausschüttung der Glückshormone Dopamin und Oxytocin. Stresshormone werden abgebaut, Schmerzen lassen nach, Puls und Atmung verlangsamen sich. Eine Untersuchung hat gezeigt, dass 20 Sekunden Umarmung, gefolgt von 10 Minuten Händchenhalten, den Blutdruck senken. Die Autoren der Studie sind deshalb zu dem Schluss gekommen, dass regelmäßiger Körperkontakt einer der Gründe dafür ist, dass Menschen in stabilen Partnerschaften weniger gefährdet für Herz- und Kreislauferkrankungen sind.

So geht's auch

Es gibt auch Kuscheltherapeuten und -therapeutinnen oder sogar Kuschelpartys (siehe zum Beispiel www.kuschelraum.de), die Nähe und Berührung in einem professionellen, geschützten Rahmen bieten.

KRAFTMACHER 7

URLAUB MAL ANDERS

Anleitung für echte Erholung

AUF EINEN BLICK: Urlaub ist die beste Möglichkeit, um aufzutanken und sich zu erholen. Das geht zu Hause meist schwer, denn wir müssen es im gewohnten Umfeld schaffen, sämtliche Stresserreger und Pflichten zur Seite zu schieben. Was wiederum stresst. Deshalb funktioniert Erholung an anderen Orten meistens leichter. Wer immer wieder auf Urlaub verzichtet, schwächt sich und wird krankheitsanfälliger. Planen Sie jetzt Ferien, aber im Detail ein bisschen anders – so wird die schönste Zeit des Jahres zum echten Kraftmacher.

Reisen ist für mich eigentlich das Größte. Früher habe ich jeden freien Tag meines Urlaubs am liebsten in der Ferne verbracht, bin nicht selten vom Flughafen direkt zur Arbeit. Mittlerweile finde ich das Unterwegssein auf diese Art anstrengend und bin dankbar, wenn ich dann doch noch ein bis zwei Tage zu Hause habe – vorher wie nachher.

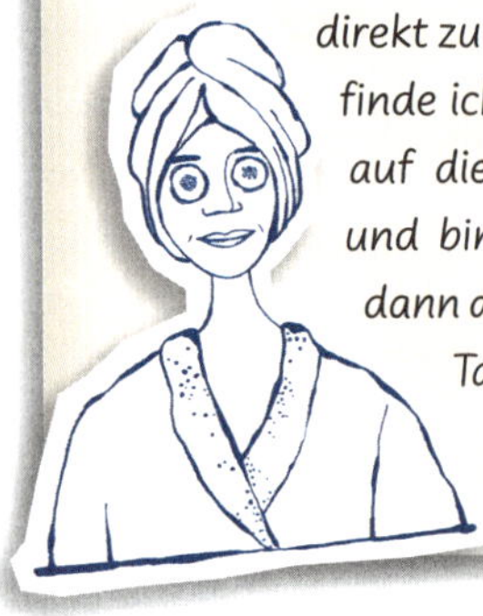

Eine Familie unter einen Reisehut zu bringen, ist ja auch noch mal eine besondere Herausforderung. Jeder will was anderes. Hilfreich ist es für mich, nicht mehr so große Erwartungen zu haben und sich über Momente zu freuen, in denen es läuft und keiner unzufrieden rumnölt. Einfaches genießen, anderes essen, Gemeinsamkeit, Sonne auf der Haut, ein gutes Buch, und dann kommen neue Energien und Ideen von ganz allein.

So wirkt's

- spendet Energie
- aktiviert
- beglückt
- ist erholsam
- fördert die Fitness

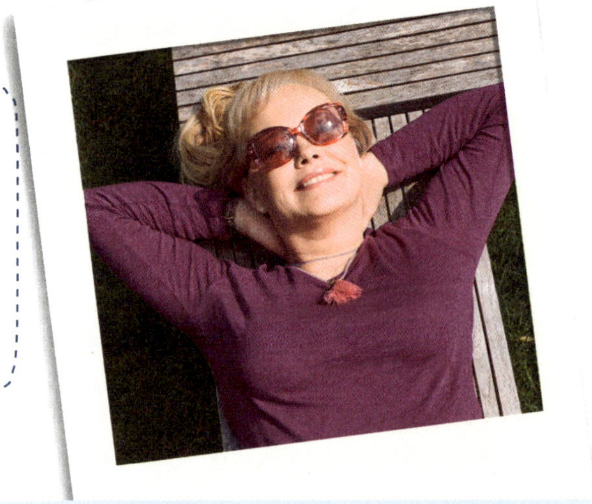

+++ Nur 7 Minuten? +++++++++ Klar, einfach hinsetzen und vom nächsten Urlaub träumen +++

So geht's

Wie wir uns optimal erholen, beruht oft auf falschen Vorstellungen. Nehmen Sie sich heute 7 Minuten, um Ihren nächsten Urlaub mal anders zu planen. Schreiben Sie es sich auf! Das Wichtigste:

- **Realistische Urlaubserwartungen entwickeln:** Überlegen Sie, wie Sie sich am besten erholen, und planen Sie entsprechend. Ideal ist ein Mix aus Entspannung und Aktivitäten, also Ausflüge in die Natur mit Bewegung. Gemeinsam etwas Neues zu erleben, stärkt die Beziehungen und man kann die Erholung noch spüren, wenn einen der Alltag längst wieder im Griff hat.
- **Echte Begegnungen und Körpernähe:** Am besten funktioniert Urlaub mit Menschen, die man sehr gernhat, also mit der Familie und engen Freunden.
- **Bewegung, Bewegung, Bewegung:** Regelmäßige Spaziergänge und Wanderungen in den Bergen oder am Meer, Schwimmen oder Kanufahren regeln die Stresshormone herunter und sorgen für positive innere Bilder, an die man sich gern erinnert.
- **Natur genießen:** Partyurlaube oder Städtetrips sind gut, wenn man energiegeladen ist und Abwechslung benötigt. In Resorts und Hotels ist man gut aufgehoben, wenn man mit vielen Menschen an einem Platz klarkommt. Für tiefenentspannte Urlaube ideal sind Ferienhäuser in der Natur. Genießen Sie auch das Nichtstun aus vollen Zügen.
- **Anreise und Abreise stressfrei gestalten:** Die Anreise ist bereits Teil des Urlaubs und sollte Sie nicht stressen. Planen Sie deshalb eine Vor-Urlaubszeit mit ein, und bereiten Sie sich längerfristig vor. Sie können Ihr Gepäck auch per Post vorausschicken, statt alles am Reisetag mitzuschleppen.
- **Urlaub ausklingen lassen:** Idealerweise erwarten Sie eine saubere Wohnung und ein gefüllter Kühlschrank, das lässt sich im Vorfeld organisieren. Geben Sie, wenn Sie mögen, die Urlaubswäsche zu einem Wäschedienst, und schenken Sie sich noch einen Tag zum Umschalten. Versuchen Sie, »gesunde« Gewohnheiten des Urlaubs fortzusetzen, legen Sie jeden Tag kleinere Pausen ein, dann klingt die Erholung nach.

Deshalb funktioniert's

Es gibt verschiedene Arten von Krafträubern im Alltag: Langeweile, Müdigkeit und Erschöpfung, Frustration, ständiges Unter-Strom-Stehen. Studien aus der Arbeits- und Sportwissenschaft zeigen, dass wir aktiv etwas zu unserem Erholungsprozess beisteuern müssen. Der Erholungseffekt von Kurztrips und längeren Reisen ist übrigens miteinander vergleichbar. Nicht die Länge der Reise ist ausschlaggebend, sondern die Qualität.

Es sind drei Phasen nötig, um effektiv auftanken zu können: Distanzierung vom Alltag, Regeneration und Neuorientierung auf das Kommende. Es ist also lohnend, auch ganz bewusst etwas Zeit dafür einzuplanen, denn dann gelingt das Umschalten zwischen den Phasen, und Erholung findet statt. Stresshormone werden heruntergefahren, dafür gehen die belebenden Endorphine, das Kuschelhormon Oxytocin und das glücklich machende Dopamin hoch. Das alles stärkt und stabilisiert.

ANKERTAG

Die dritte Woche ist vorbei, und Sie haben aus den sieben Lebensstilbereichen jeweils einen Kraftmacher ausprobiert. Welchen fanden Sie super, welchen ganz okay oder einfach nur blöd? Kreuzen Sie den entsprechenden Smiley an:

KRAFT-MACHER 1 **Farbspiele**
Welche Lieblingsfarbe hat Ihre Psyche? (Seite 58) ☺ 😐 ☹

KRAFT-MACHER 2 **Haltgeber-Ritual**
Gute Gewohnheiten als tägliche Energiespender (Seite 60) ☺ 😐 ☹

KRAFT-MACHER 3 **Kreta-Mood-Food**
Kühlschrank-Check auf Gute-Laune-Macher (Seite 62) ☺ 😐 ☹

KRAFT-MACHER 4 **Ich kann das!**
So leben, wie Sie es sich wünschen (Seite 64) ☺ 😐 ☹

KRAFT-MACHER 5 **... und die Sonne grüßt zurück**
Freundlich in den Tag starten mit Mini-Yoga (Seite 66) ☺ 😐 ☹

KRAFT-MACHER 6 **Kuschelalarm**
Umarmungen fürs innere Gleichgewicht (Seite 68) ☺ 😐 ☹

KRAFT-MACHER 7 **Urlaub mal anders**
Anleitung für echte Erholung (Seite 70) ☺ 😐 ☹

Üben Sie heute möglichst die Kraftmacher, die Ihnen gefallen haben, noch mal. Manches geht dann gleich noch leichter und fixer. Wenn Sie nur 7 Minuten Zeit haben, suchen Sie Ihren Favoriten raus und markieren sich die anderen für die nächsten Ankertage, oder bauen Sie sie, wo es passt, unter der Woche ein. Alle neutralen Smileys kommen dann auch vielleicht mal wieder zum Einsatz. Sollte Ihnen gar nichts gefallen haben, schauen Sie, was Ihnen die letzten Wochen gutgetan hat, und wiederholen einen dieser Kraftmacher.

RÜCKBLICK

Hier können Sie notieren, welche der Kraftmacher Ihnen gut gefallen haben und welche weniger. Notieren Sie Ihre Erfahrungen in dieser Woche.

Diese/r Kraftmacher hat/haben mir am besten gefallen/richtig gutgetan, weil …

Ich baue diese/n Kraftmacher auch in der nächsten Woche wieder ein. (Notieren Sie hier den Tag und vielleicht auch die Uhrzeit.)

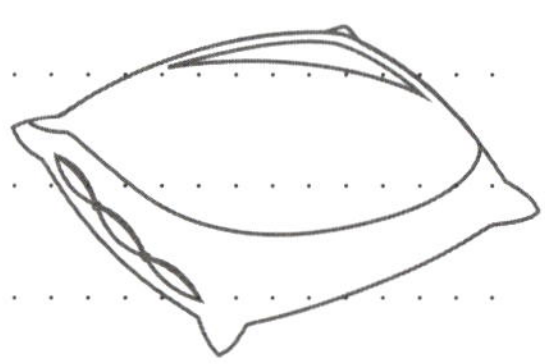

Diese/n Kraftmacher versuche ich vielleicht irgendwann noch mal:

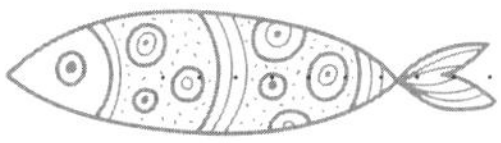

Blöd war/en diese/r Kraftmacher, weil …

Das habe ich jetzt schon regelmäßig eingebaut:

. . . .

. . . .

. . . .

. . . .

Meine Ideen dazu:

. . . .

. . . .

. . . .

. . . .

. . . .

. . . .

EXTRA-KRAFTMACHER ICH & DU: KOPFMASSAGE

Eine Kuscheleinheit der besonderen Art ist die Kopfmassage, die den ganzen Körper entspannt. Denn auf der Kopfhaut befinden sich jede Menge Nervenendigungen und auch Druckpunkte (Akupressurpunkte), die so angeregt werden:

- Kraulen Sie Ihren Kopf mit allen zehn Fingern.
- Mit dem Zeigefinger den **Haaransatz** vom Ohr bis zur Stirnmitte und wieder zurück nachzeichnen. Auf der anderen Seite wiederholen.
- Drücken Sie die Ohrläppchen mit Daumen und Zeigefinger, und ziehen Sie leicht daran. Dann mit den Zeigefingern die **knöcherne Erhebung** hinter den Ohren massieren.
- Mit Mittel- und Zeigefinger die **Schläfen** mit kleinen Kreisbewegungen massieren.
- Zum Schluss die flache Hand auf die **Stirn** legen.

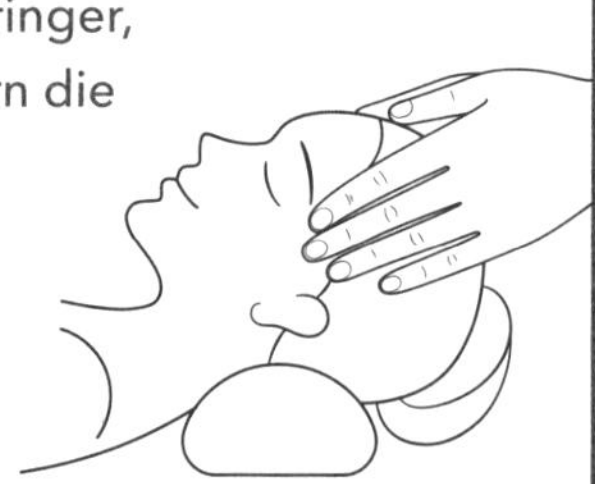

VORBEREITUNG FÜR WOCHE 4

Diese Zutaten und Utensilien brauchen Sie für die Kraftmacher in der vierten Woche:

- Für das Darm-Mikrobiom (zum Beispiel):
  → Kimchi
  → Joghurt
  → Parmesan
  → Sauerkraut
  → Miso
  → Hülsenfrüchte (Linsen, Kichererbsen, Bohnen oder Erbsen)
  → Vollkorngetreide und -kleie
  → Nüsse und Samen
  → Zwiebeln, Lauch, Knoblauch
- Stift und Notizblock
- Lauf- oder Walkingschuhe
- Mandel- oder ein anderes Körperöl (am besten erst lesen und nach Hauttyp entscheiden)

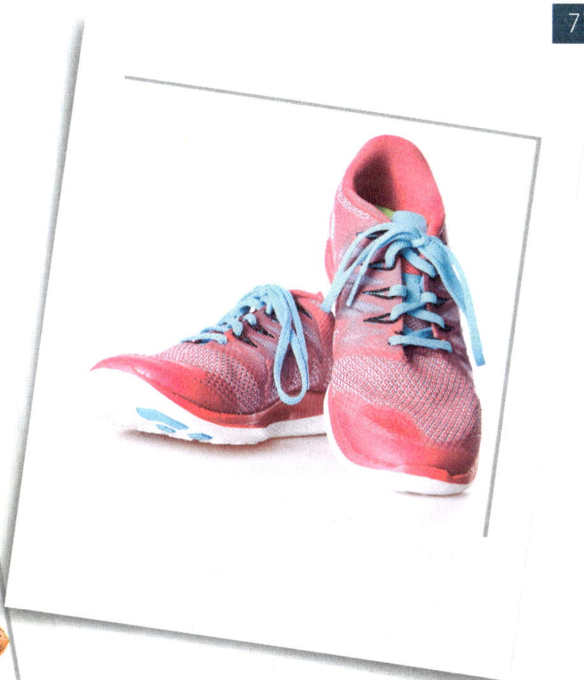

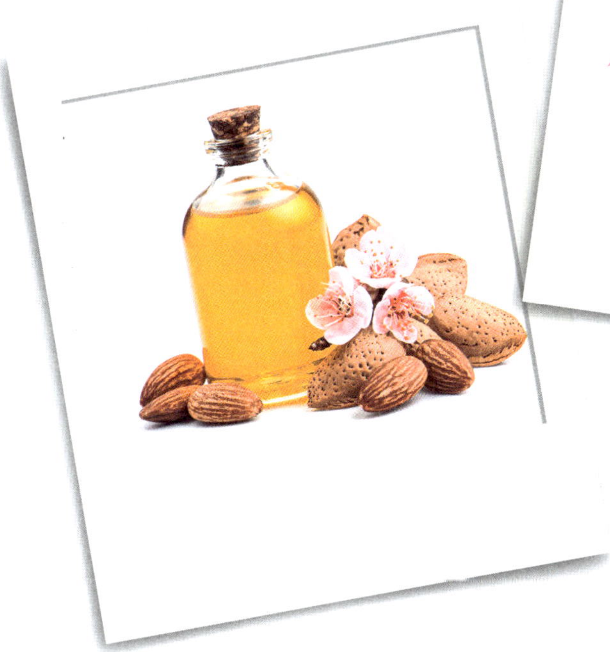

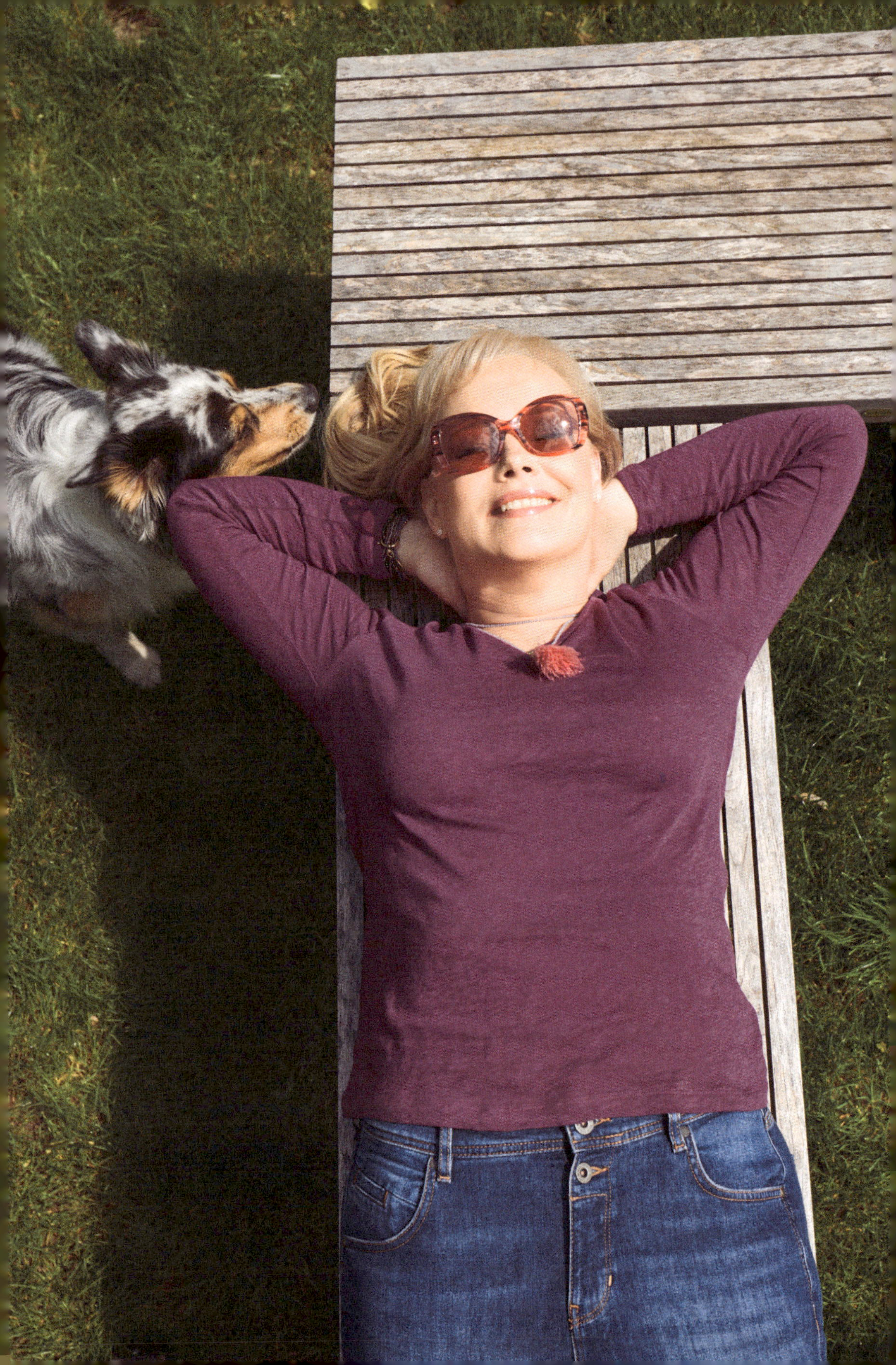

WOCHE

4

In der vierten Woche lernen Sie wieder sieben erstaunliche Kraftmacher kennen, indem Sie so gähnen, dass Sie davon wach werden, Stress wegzudenken lernen, Ihre gute Laune aus dem Bauch heraus fördern, üben, ein/e wach-echte/r Optimist/in zu sein, mit Rückwärtsgehen viel weiter kommen, sich mit der wichtigsten Person Ihres Lebens verabreden und sich eine belebende Gesichtsmassage gönnen.

KRAFTMACHER 1

GUT GEGÄHNT IST HALB GEWECKT

Der einfachste Wachmacher der Welt

AUF EINEN BLICK: Normalerweise genießt Gähnen keinen so guten Ruf. Wer gähnt, dem wird meist unterstellt, anderen gegenüber unhöflich, faul, gelangweilt oder im besten Fall müde zu sein. Dabei unterstützt dieser natürliche Reflex unseren Körper dabei, Stress und Anspannung abzubauen und neue Energie zu schöpfen. Das geht auch absichtlich und gezielt.

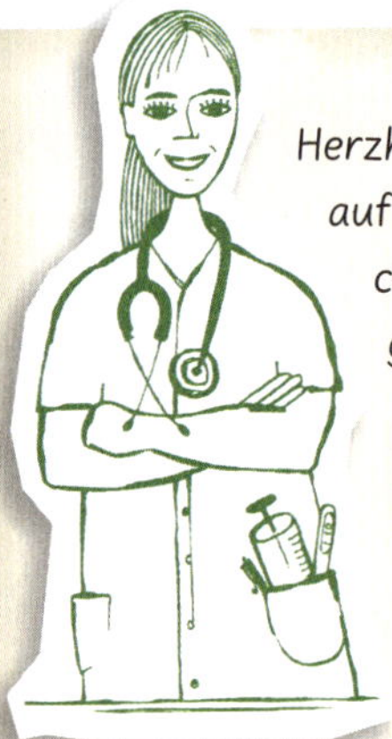

Herzhaftes Gähnen kommt auf der gesellschaftlichen Beliebtheitsskala, glaube ich, nicht weit hinter Pupsen in der Öffentlichkeit. Dabei wird dies völlig falsch bewertet. (Säuge-) Tiere gähnen umso länger, je mehr Gehirnzellen sie besitzen. Ob man dies wohl auch als Mensch für die Partnerwahl nutzen könnte? Je länger das Objekt der Begierde gähnt, desto schlauer ist sie/er? Ich bin mir nicht ganz sicher, aber heute gähnen Sie mal für mehr Mitgefühl und geistige Klarheit.

So wirkt's

- entspannt Kiefer und Nacken
- fördert die Durchblutung
- verbessert die Sauerstoffaufnahme im Gehirn
- befeuchtet trockene und müde Augen
- fördert Speichelfluss
- schlaffördernd

So geht's

Sie können Gähnen bewusst als Einschlafhilfe einsetzen, wenn Sie müde sind. Aber auch, um morgens besser aufzuwachen; so bekommen Sie eine Extraportion Sauerstoff. Es wirkt aber auch wunderbar, wenn Sie angespannt sind oder mit Emotionen wie Angst und Wut zurechtkommen wollen. Sie können ebenfalls gähnen, wenn Sie es mit einem kniffligen Problem oder einer schwierigen Entscheidung zu tun haben. Üben Sie am besten so:

- Um einen intensiven Gähnreflex auszulösen, imitieren Sie es einfach sechs- oder siebenmal hintereinander.
- Ungefähr nach dem fünften Mal – wenn Sie geübter sind, auch schon früher – kommt es zu einem »echten« Gähnen.
- Fahren Sie dann einfach so fort: Irgendwann werden Sie feststellen, dass Ihre Augen anfangen zu tränen und die Nase ein bisschen läuft. Gleichzeitig fühlen Sie sich völlig entspannt und auch sehr wach. Das ist ähnlich wie bei einer Meditation, nur dass es mit Gähnen schneller geht.

Deshalb funktioniert's

Mit dem unwillkürlich und natürlich auftretenden Reflex, den Mund weit zu öffnen und tief durchzuatmen, beschäftigt sich die Gähnforschung oder Chasmologie (gr. *chásma* [klaffende Öffnung, Schlund]). In der Atemtherapie, der Sprachtherapie und beim Gesangsunterricht macht man sich diesen Reflex zunutze, um den Rachen zu entspannen. Auch das Yoga kennt Übungen, in denen willentlich gegähnt wird.

Laut dem US-amerikanischen Hirnforscher Andrew Newberg von der Universität von Pennsylvania ist Gähnen mit das Beste, was wir für unser Gehirn tun können. Denn durch diesen Reflex wird im Gehirn die Produktion der Aminosäure 5-Hydroxy-Tryptophan angeregt, eine Vorstufe der Botenstoffe Serotonin und Melatonin. Diese Neurohormone haben einen positiven Einfluss auf unsere Stimmung; sie helfen dabei, besser mit Stress umzugehen, sich nicht davon überwältigen zu lassen und in einen tieferen erholsamen Schlaf zu kommen.

Eine neuere Studie stützt die Hypothese, dass wir gähnen, um unser Gehirn zu kühlen. Durch die Muskelkontraktion und die tiefe Inhalation wird wärmeres Blut aus dem Gehirn durch kühleres ausgetauscht. Das ist wichtig, um die Nervenzellen zu entlasten. Darüber hinaus wird beim Gähnen der Precuneus aktiviert – ein Hirnareal, das eine wichtige Rolle für Erinnerung, Bewusstsein und die Fähigkeit zur Selbstreflexion spielt. Forscher nehmen an, dass Gähnen die Wahrnehmung für andere und das Mitgefühl fördern kann. All diese Fähigkeiten werden durch das System der sogenannten Spiegelneuronen gesteuert, das mit dem Precuneus verbunden ist. Deshalb ist Gähnen übrigens auch so ansteckend.

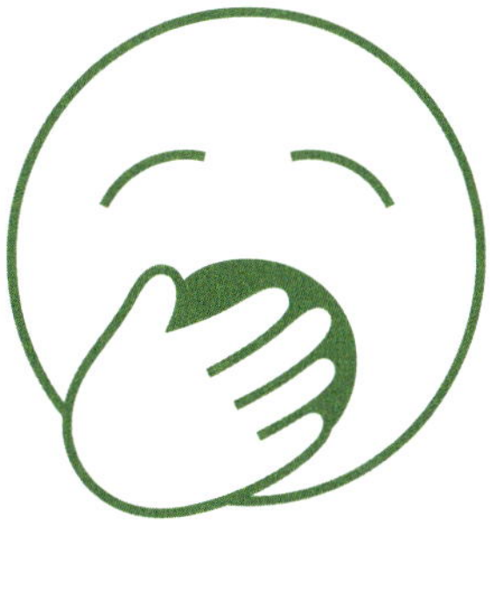

STRESS-WEG-FORMEL

Belastbarer durch Umdenken

AUF EINEN BLICK: Stress gehört genauso zum Leben wie Essen oder Schlafen. Belastend wird er, wenn er uns nicht mehr anspornt und zufrieden macht, sondern uns auslaugt und wir uns ausgebrannt fühlen. Um besser mit stressreichen Situationen umzugehen, können Sie üben, anders zu reagieren. Das geht zuallererst im Kopf. Probieren Sie heute mal einen der Gedankentricks aus.

Stress ist heute ja überall und jederzeit zu haben. Wir wollen pünktlich sein, schnell, effizient, zuverlässig, genau und erfolgreich. Wir erledigen deshalb gern mehrere Aufgaben gleichzeitig und am liebsten perfekt. Klappt natürlich eh nicht, und wir sind davon dauergestresst. Die Australier sind, wie ich gelernt habe, wirklich entspannter. Das geht so weit, dass eine Freundin, an der Sie vorbeigehen und die gerade mit jemand anderem spricht, Sie nicht grüßt. Nicht, weil sie Sie nicht mag, sondern weil sie ja gerade schon was macht. Es täte uns echt gut, mal die oben genannten »Werte« zu überdenken, denn es geht auch anders und damit stressfreier. Manchmal kann Stress uns allerdings auch zur Hochform auflaufen lassen. Heute erfühlen Sie einmal ganz genau, wie es Ihnen unter Stress geht, und denken diesmal so über ihn, dass er Ihnen etwas nützt.

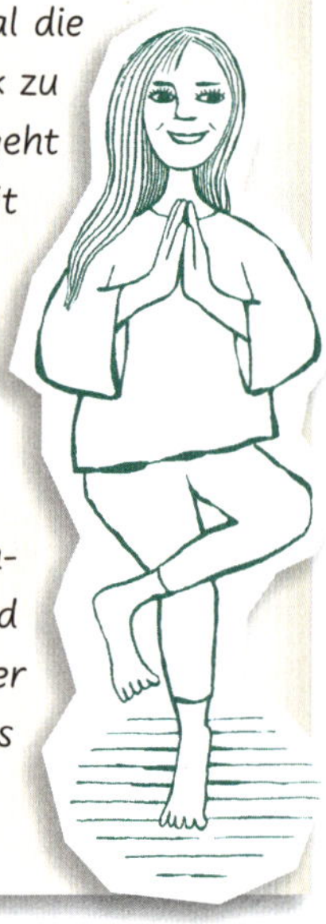

So wirkt's

- beruhigt das Gemüt
- entlastend
- motivierend
- stärkt das Immunsystem

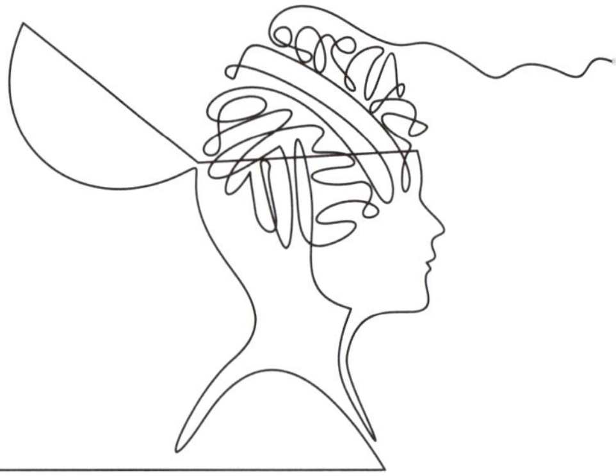

Nur 7 Minuten?

So geht's

Es gibt drei gute Tricks, wie Sie stressreichen Gefühlen die Energiezufuhr abdrehen können, sodass sie Sie nicht erdrücken. Probieren Sie heute mal einen davon aus, wenn Sie Bedarf haben: Sie sind aufgeregt, weil Sie einen Vortrag halten müssen, ein unangenehmes Gespräch ansteht oder eine Prüfung?

- **Dann versuchen Sie das, was Sie jetzt fühlen, einmal positiv zu deuten,** also nicht als Nervosität, sondern als freudige Erregung. Wenn Sie denken: »Ich bin so nervös«, verstärken Sie die gedankliche Negativspirale, dann wird alles noch schlimmer. Probieren Sie es stattdessen mal mit »Ich bin so aufgeregt, aber das steigert meine Konzentration«, und lassen Sie dieses Gefühl einfach zu. Das führt nachweislich zu viel besseren Ergebnissen. Anderes Beispiel: Sie stehen im Stau und regen sich auf, weil es nicht weitergeht. Wenn Sie jetzt aber denken: »Das kann schon mal passieren« anstatt »Typisch, das fängt ja gut an«, nehmen Sie sofort den Druck heraus.
- **Sie denken an die anderen Personen, die etwas mit Ihrem Stress zu tun haben.** Überlegen Sie mal, was Sie für diese tun könnten, damit die Lage weniger angespannt ist. Vielleicht geht es auch andersrum: Wer könnte Ihnen Schützenhilfe leisten?

  Manchmal nicht sooo einfach, aber ungemein entlastend: *Versuchen Sie, einen Sinn in der Herausforderung zu sehen, die Sie momentan belastet.* So können Ereignisse in einem anderen Licht erscheinen, das vielleicht sogar positiv ist. Das funktioniert zum Beispiel mit den Fragen »Was kann ich daraus lernen?«, »Wie kann ich besser für mich sorgen?« oder »Wohin geht die Reise? Bringt mich die Situation zu etwas anderem oder Neuem? Ist das vielleicht wichtig/notwendig?«.

Deshalb funktioniert's

Viele Ratschläge bei Stress ranken sich um Entspannung und Loslassen. Das hat alles seine Berechtigung, denn dauernde Belastungen machen tatsächlich krank. Trotzdem ist es hilfreich, nicht nur negativ über Stress zu denken. Deshalb sind Gedankentricks so spannend. In dem Moment, in dem Sie eine belastende Situation gedanklich neu bewerten, können Sie sogar Kraft daraus schöpfen.

Wie wir in stressreichen Situationen denken und wie wir handeln, kann das Ergebnis in erheblichem Maße beeinflussen. Dies ist durch Forschung hinreichend belegt: Sobald wir unsere Stressreaktion als »spannend« oder hilfreich betrachten, steigt unsere Belastbarkeit deutlich an. Denn Stress aktiviert Herz und Kreislauf sowie die Atmung, um uns Kraft und Energie zu liefern. Wenn wir dann noch Kontakt zu anderen suchen, wird diese Belastbarkeit weiter gestärkt, genauso wie unser Mut. Das alles kann sogar positiv für unsere Gesundheit sein.

Wichtig ist, dass nach einer überstandenen Herausforderung der Spiegel des Stresshormons Cortisol, das uns im Kampf-oder-Flucht-Modus hält, wieder sinkt, wir uns entspannen. Anders mit Stress umzugehen und belastende Situationen besser zu meistern, erhöht nachweislich die Widerstandsfähigkeit.

KRAFTMACHER 3

GUTE LAUNE AUS DEM BAUCH

Stimmungsbooster für den Darm

AUF EINEN BLICK: In unserem Darm wohnen circa 500 Billionen Mikroorganismen. Die meisten davon sind winzige Bakterien und *das* Forschungsobjekt der letzten Jahre. Experten nennen die Lebensgemeinschaft »Mikrobiom«, es wird heute auch als eigenständiges »Superorgan« verstanden, das es zusammengenommen auf 1 bis 2 kg bringt. Je vielfältiger diese Wohngemeinschaft ist, desto besser geht es uns. Das Gute daran: Wir können es jeden Tag in 7 Minuten beeinflussen.

Wenn ich Ihnen ein Medikament anbieten würde, das Sie vitaler, gesünder und zudem noch besser gelaunt machen würde, wie fänden Sie das? Und wenn dieselbe »Medizin«, langfristig eingenommen, Sie vermutlich vor Depressionen und auch noch in gewissem Umfang vor Alzheimer schützt, das wäre doch fast sonderbar. Aber es kommt noch besser: Dasselbe Medikament stärkt Ihr Immunsystem, gibt Ihnen mehr Kraft, erhält Ihre Merkfähigkeit und verringert Ängste. Her damit, würden Sie sagen! Prima, denn dazu schmeckt es auch noch gut, nur sind wir leider manchmal anderes gewohnt. Die Formel lautet: Obst, Gemüse, Hülsenfrüchte, Kräuter und gesunde Fette statt Hamburger, Steaks, Pommes und Softdrinks. Denn Erstere stärken das Mikrobiom und damit unseren Körper und auch die Psyche. Es ist lohnenswert, sich langsam umzugewöhnen.
Heute geht's los.

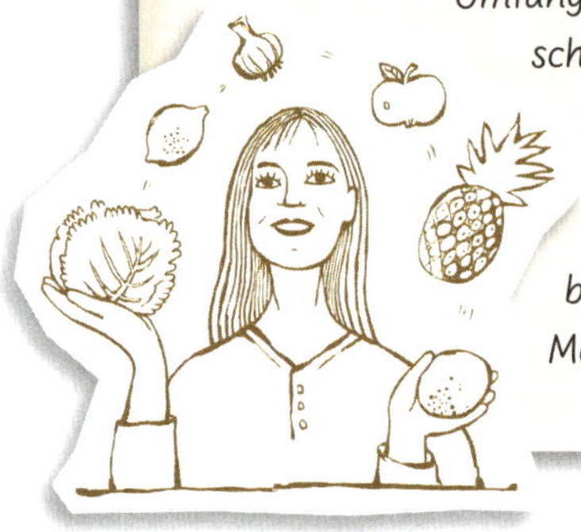

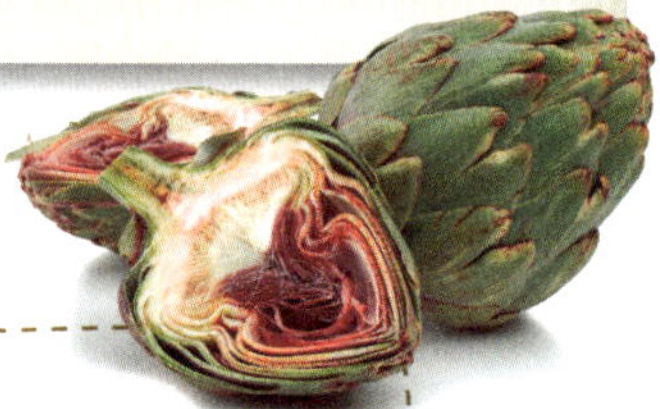

So wirkt's

- stärkt das Immunsystem
- entzündungshemmend
- stabilisiert die Stimmung
- hilft bei Depressionen
- beugt vielen Erkrankungen vor

Nur 7 Minuten?

So geht's

Letztlich landen wir, wenn wir für unsere Gesundheit sorgen wollen, bei all den Maßnahmen, die uns schon immer gutgetan haben: eine darmfreundliche Ernährung, ausreichend Bewegung und ein gesundes Stressmanagement. Besonders gut tun dem Mikrobiom jedoch zwei Nährstoffgruppen:

- *Probiotika* sind lebende Bakterien, beispielsweise aus fermentierten Lebensmitteln: Kimchi, Parmesan, Miso, Sauerkraut oder Joghurt.
- *Präbiotika* stammen aus Ballaststoffen. Darmbakterien stellen daraus gesunde Fettsäuren für das Gehirn her. Ideal sind:
  - → Hülsenfrüchte,
  - → Vollkorngetreide und -kleie, Leinsamen,
  - → Beeren, vor allem Blaubeeren,
  - → Artischocken, Chicorée, Lauch, Knoblauch, Zwiebeln, Schwarzwurzeln, Topinambur und Bananen.

Versuchen Sie, ab jetzt jeden Tag mindestens ein Lebensmittel aus beiden Gruppen in Ihren Speiseplan einzubauen. Nehmen Sie sich 7 Minuten, um einen Übersichtsplan für die kommende Woche zu machen, der dann auch als Vorbereitung für einen Einkaufszettel dient, zum Beispiel:

- Montag: Joghurt mit Beeren
- Dienstag: Gemüse mit gehobeltem Parmesan
- Mittwoch: Misosuppe
- Donnerstag: Linsen-Dhal
- Freitag: Chicoréesalat
- Samstag: Lauchtarte
- Sonntag: Hummus

Und überlegen Sie, wie Sie Ihre Lieblingsgerichte um Pro- und Präbiotika erweitern können.

Deshalb funktioniert's

Alle Bewohner des Mikrobioms im Darm scheinen einen großen Einfluss auf unsere Gefühlswelt zu haben. Eine wichtige Rolle spielen die Darmbakterien, die unsere Nahrung zerlegen. Bei Patienten mit einer Depression wurde beispielsweise festgestellt, dass im Darm vor allem Bakterienstämme siedeln, die schädliche Substanzen herstellen. So ändert beispielsweise Junkfood die Darmbesiedelung und erhöht damit das Risiko für eine psychische Erkrankung.

Beeindruckend klar zeigte dies die australische »SMILES«-Studie (SMILES ist ein Akronym für »Supporting the Modification of Lifestyle in Lowered Emotional States« [etwa »Unterstützung der Lebensstilmodifikation bei gedämpfter Gefühlslage«]). Sie untersuchte, ob eine prä- und probiotisch ausgerichtete Ernährung bei leichten und schweren Depressionen helfen könnte: Die Teilnehmer sollten viel Gemüse und Vollkornprodukte, Nüsse, hochwertiges Pflanzenöl, Hülsenfrüchte, mageres Fleisch, Eier und Fisch essen. Dabei wurden Süßigkeiten, Weißmehl, Frittiertes, Fast Food, Wurst, zuckerhaltige Getränke wie Limos und Cola und Wein nicht verboten, waren aber auf dreimal pro Woche beschränkt. Das unglaubliche Ergebnis: Nach zwölf Wochen ging es allen Teilnehmern dieser Gruppe deutlich besser! Es lohnt sich also, nach und nach immer mehr gesunde Lebensmittel in die Ernährung einzubauen und nach Rezepten zu suchen, die viele Prä- und Probiotika enthalten.

ENDLICH OPTIMISTIN

Kleines Rosarote-Brille-Training

AUF EINEN BLICK: Wussten Sie schon, dass Optimisten länger leben als Realistinnen oder Pessimisten? Ein Blick voller Zuversicht in die Welt ist gesund. Menschen, die daran glauben, dass Gutes geschehen wird, denen macht Stress weniger zu schaffen, und sie leiden seltener unter Depressionen. Jeder von uns entscheidet selbst über seine Perspektive. Heute üben Sie, eine Optimistin zu werden.

Ich kann es kaum glauben, dass einige langjährige Studien zu genau dem gleichen Ergebnis kommen: Optimisten leben nicht nur besser, sondern auch länger. Es spricht also vieles dafür, auch ein Optimist zu werden. Aber wie schafft man das? Es scheint eine Entscheidung zu sein. Aufzuhören, alles zu werten, sich Sorgen zu machen, vom Schlimmsten auszugehen und dann darauf zu warten. Denn so zieht man es förmlich an. »Vertrauen« ist das große Wort, immer wieder den schlechten Gedanken und Worten »Stopp!« zu sagen und sich auf Gutes, Schönes, Liebenswertes zu konzentrieren. Sich immer wieder zu bestärken, dass es gut wird oder bleibt. Wer das so gern erreichen möchte, aber das Gefühl hat, in alten Mustern festzuhängen, dem würde ich sogar ein paar Stunden mit einem professionellen Therapeuten empfehlen.
Das kann ein guter Beschleuniger in ein optimistischeres Leben sein. Aber auch kleine Übungen wie heute zeigen auf Dauer große Wirkungen.

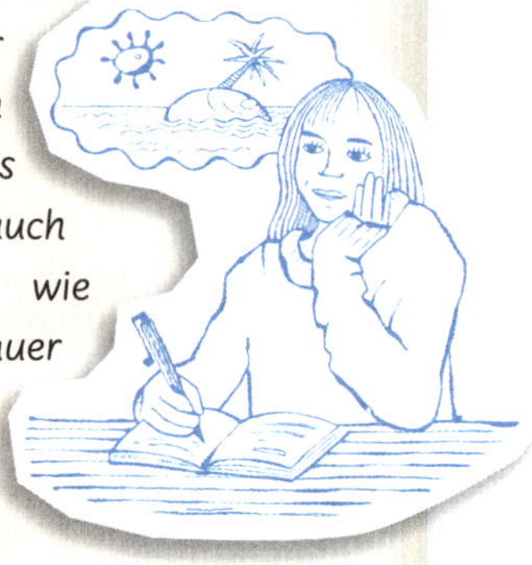

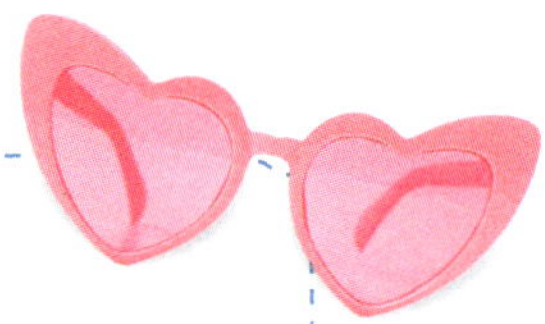

So wirkt's

- bringt mehr Spaß im Leben
- schützt vor Stress und Angst
- gut fürs Immunsystem
- stärkt das Gefühl von Selbstwirksamkeit

So geht's

Was stimmt Sie leichter/optimistischer? Probieren Sie es aus:

- Worst-Case-Übung: Stellen Sie sich bei einem Problem vor, was das Schlimmste ist, das passieren kann. Könnten Sie sich damit sogar abfinden? Dann sind Sie gewappnet. Entspannen Sie sich, und glauben Sie daran, dass es besser läuft, und freuen Sie sich darüber, wenn's passiert.
- Tagebuch: Schreiben Sie abends auf, was alles gut gelaufen ist am Tag. Das kann dabei helfen, positive Ereignisse, aber auch Fähigkeiten und Fertigkeiten zu entdecken, die man oft übersieht. Seien Sie stolz auf sich.
- Fünfjahresplan: Schreiben Sie heute auf, was Sie sich in Zukunft für Ihre Persönlichkeit, Ihre Beziehungen zu anderen Menschen und Ihren Beruf wünschen, zum Beispiel in einem Jahr oder in fünf Jahren. Malen Sie sich dann kurz vor dem Schlafengehen Szenarien aus, wie diese Wünsche wahr werden und wie sich das anfühlt. Machen Sie diese Übung regelmäßig.

Deshalb funktioniert's

Für Optimisten ist keineswegs nicht nur »jedes Glas halb voll«. Von chronischen Schwarzsehern unterscheidet sie eine wichtige Eigenschaft: Sie geben nicht auf, wenn es eng wird, ein Problem auftaucht oder ein Rückschlag ihn oder sie umwirft. Ganz im Gegenteil: In solchen Situationen verstärken Optimisten ihre Anstrengungen sogar noch und werden alles dafür unternehmen, um wieder aufzustehen.

Optimismus hat also nichts damit zu tun, ständig gut gelaunt durch den Tag zu tänzeln. Es geht eher um das Gefühl, Kontrolle über sein Leben zu haben, zu wissen, worin die eigenen Stärken bestehen, und negative Gefühle nicht groß werden zu lassen, sondern sie zuzulassen, aber auf Abstand zu halten und möglichst wenig zu beachten. Psychologen wissen, dass eine optimistische Lebenseinstellung ererbt sein kann. Doch lässt sich dieses Merkmal einer Persönlichkeit jederzeit durch neue Erfahrungen verstärken.

Also können wir auch, wenn wir mit weniger Sonne im Herzen geboren wurden, viel für diese Kraftquelle tun. Das geschieht, indem wir positive Erlebnisse und Gefühle in unser Leben ziehen; dies bedeutet, ihnen besonders viel Aufmerksamkeit zu schenken, denn diese wirken wie Stimmungsaufheller.

In Untersuchungen hat sich gezeigt, dass Optimisten weniger Stresshormone ausschütten und dass ihr Blutdruck niedriger ist. Zudem leben Sie tatsächlich länger als pessimistischere Zeitgenossen.

Der schnellste Weg zu mehr Zuversicht gelingt übrigens nicht nur durch positive Gedanken (»In einem Jahr wohne ich in einer schöneren Wohnung«), sondern wenn etwas Positives tatsächlich eintritt – Sie haben eine tolle Wohnung gefunden – und Sie sich bewusst riesig darüber freuen. Dabei wird das Belohnungszentrum im Gehirn aktiv, und wir wollen mehr von diesen Wohlfühlemotionen. Also, freuen Sie sich mit Leib und Seele auch über Kleinigkeiten, so stärken Sie die Superkraft Optimismus.

SCHRITT FÜR SCHRITT DEN KOPF FREI

Vorwärtskommen mit Rückwärtsgehen

AUF EINEN BLICK: Ja, es sieht etwas ungewohnt aus und fühlt sich beim ersten Mal auch seltsam an. Dabei ist Rückwärtsgehen ideal, um den Kopf freizubekommen und sich abzulenken, wenn die Wellen über einem zusammenzuschlagen drohen. Gleichzeitig werden auch noch die Knie entlastet, und wir richten uns auf. Deshalb geht es heute mal nicht vor-, sondern ganz bewusst rückwärts.

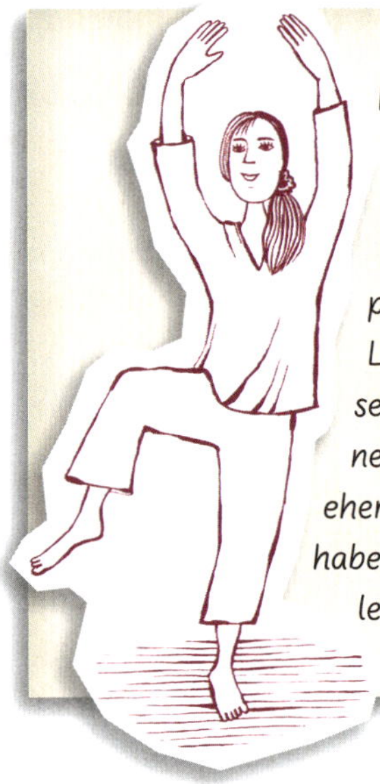

Heute bin ich aus Spaß am See rückwärtsgelaufen. Das müssen Sie mal probieren! Wie die Leute schauen, ist sensationell. Manche neugierig und andere eher befremdet. Ich habe jedenfalls mit vielen neuen Menschen geplaudert. Mein Hund ist dabei um mich rumgetobt wie ein Satellit – selbst Pina hat gemerkt, dass die Dinge grad anders laufen. Mein Tipp: Suchen Sie sich ein abgeschiedenes Plätzchen, aber tun Sie's heute – nur 7 Minuten. Denn man wird ruck, zuck schneller, und es fühlt sich lustig an, die Aufmerksamkeit ist hoch, und der Körper wundert sich über die veränderte Richtung. Viel Spaß!

So wirkt's

- sorgt für eine bessere Haltung
- stärkt die Psyche
- regt die Konzentrationsfähigkeit an
- fördert Gleichgewichtssinn und Koordination
- schärft die Sinne
- der Kopf wird klar

So geht's

Diese Form des Rückwärtsgehens ist gleichzeitig eine Anti-Stress-Übung, mit der Sie prima »runterkommen«. Am besten ist ein breiter Flur oder draußen ein ebenes Terrain ohne Wurzeln und Stolpersteine – so viel, wie Sie langsam gehend in 7 Minuten bewältigen. Das kann auch der Weg von der Haustür zum Zaun sein oder ein Stück auf einem Gehweg. Ideal im Freien sind natürlich eine Wiese oder auch ein Sandstrand; denn sollte man über seine Füße stolpern, fällt man wenigstens weich. Wenn Sie Mitglied in einem Fitnesscenter sind, funktioniert es auch auf einem Laufband, das Sie auf niedrige Geschwindigkeit einstellen.

- Gehen Sie konzentriert rückwärts. Setzen Sie jeden Schritt ganz bewusst.
- Gelegentlich über die Schulter nach hinten zu schauen, ist natürlich erlaubt.

Deshalb funktioniert's

Wie eng Körper und Geist verbunden sind und sich gegenseitig beeinflussen, ist bei dieser Gehmethode schnell spürbar. Hier ändern wir automatisch unsere Körperhaltung: Wer rückwärtsgeht, richtet sich automatisch auf, um das Gleichgewicht zu halten. Das wiederum ist gut für das Körpergefühl und wirkt gleichzeitig positiv »nach innen« auf die Psyche.

Der Körper allein profitiert auf vielfältige Weise. So bestätigen Orthopäden, dass durch die kleineren Schritte und das Laufen auf dem Vorfuß Gelenke und Fersen nicht so stark beansprucht werden, wie wenn wir vorwärtsgehen. Gleichzeitig verringern sich bei dieser Fortbewegungsweise die Stoßbelastungen für die Knie deutlich. Zusatzeffekt: Die Oberschenkelmuskeln werden gestärkt. Genauso übrigens wie die Dehnfähigkeit des Hüftbeugers, das wirkt Rückenschmerzen entgegen oder reduziert sie sogar.

Neuere psychologische Forschung weist außerdem darauf hin, dass unser Gehirn ebenso profitiert. Wir konzentrieren uns beim Rückwärtsgehen ganz auf das, was wir tun. Müssen wir, sonst fallen wir um. Das ist zum einen eine ideale Ablenkung, wenn es gerade nicht rundläuft, und kann dafür sorgen, dass die Stresshormone wieder herunterfahren.

Im Zen-Buddhismus gibt es meditative Übungen, bei denen bewusst das Rückwärtsgehen eingesetzt wird. Gleichzeitig wird aber auch noch die rechte Gehirnhälfte stimuliert, wir beginnen, zeitlich »rückwärts zu denken«, und damit werden auch unser Kurzzeitgedächtnis und unser Erinnerungsvermögen gestärkt. Wenn Sie also gerade vergessen haben, wo Ihr Schlüssel oder Ihre Brille liegt, gehen Sie einfach mal ein paar Schritte im Rückwärtsgang …

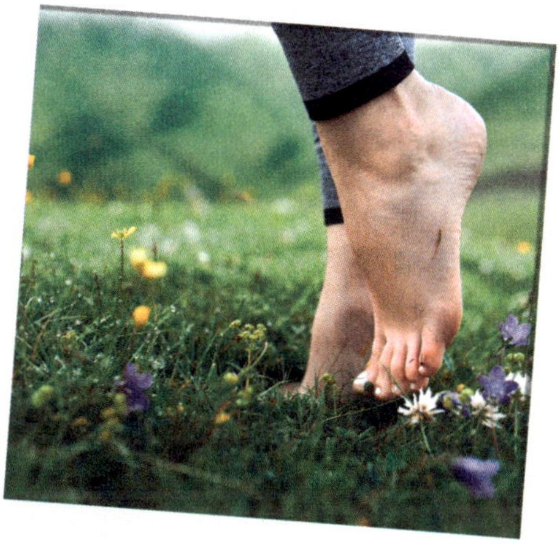

KRAFTMACHER 6

ZEIT FÜR MICH

Verabredung mit mir selbst

AUF EINEN BLICK: Jeder von uns ist ein eigenständiges Wesen. Dazu gehört auch, dass wir uns mit uns allein wohlfühlen: Dieses bewusste Alleinsein kann uns viel Kraft schenken, wenn wir es genießen. Deshalb lohnt es sich, das zu trainieren. Wenn wir gezielt Freiräume für uns schaffen, kann sich unsere Seele erholen. Heute deshalb: in 7 Minuten Ihre Me-Time für diese Woche planen.

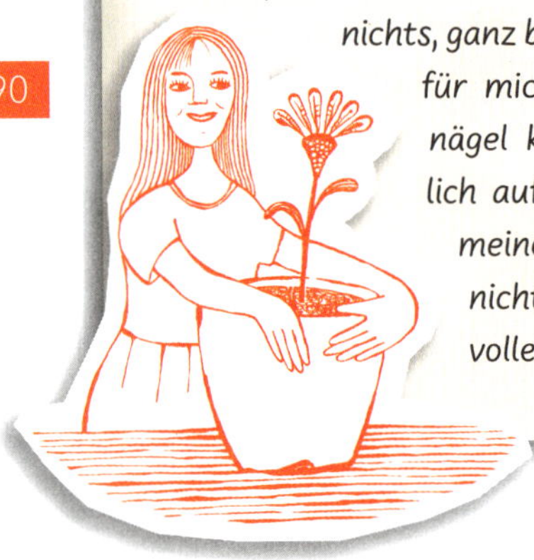

Als ich gerade frisch Mutter geworden bin, hatte ich nie mehr Zeit für nichts, ganz besonders nicht für mich. Meine Fußnägel kratzten förmlich auf dem Parkett, meine Kleidung war nicht nur ständig voller Flecken, sondern auch nicht wirklich up to date, aber ich war nicht nackt. Hobbys? Haha. Eine Freundin von mir hatte schon damals jeden Tag eine Stunde für sich, der Mann wachte über das Kind, und sie war damit eine echte Trendsetterin. Was für ein Luxus, aber vor allem ein Kraftquell! Deshalb planen Sie heute mal bewusst mehr Me-Time ein.

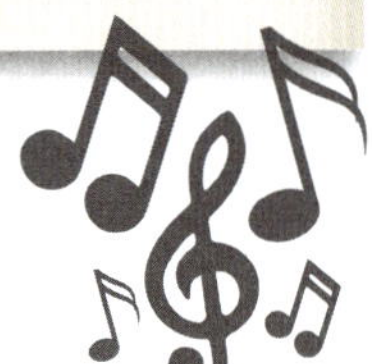

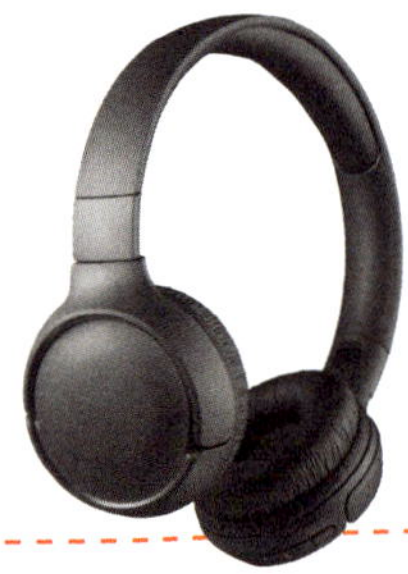

So wirkt's

- fördert die Kreativität
- schützt vor Einsamkeitsgefühlen
- bringt uns in Kontakt mit uns selbst
- stärkt Selbstvertrauen

++++++++++++++++ **Nur 7 Minuten?** +++++++++++ Ja, hinsetzen, Me-Time planen ++++++

So geht's

Verwenden Sie Ihre 7 Minuten heute dafür, dass Sie für die nächsten Tage Me-Time für sich einplanen. Das können 15 Minuten sein, ein Nachmittag, ein Abend oder ein ganzer Tag, an dem Sie ohne Kontakt zu anderen Menschen etwas unternehmen oder einfach allein zu Hause bleiben; das heißt, ohne Handy, ohne TV und E-Mails nur für sich zu sein.
Hier ein paar Ideen:

- Hören Sie bewusst Musik – ein Live-Konzert oder daheim vom Tonträger.
- Meditieren Sie 10 Minuten.
- Kochen Sie sich was Leckeres.
- Widmen Sie sich einem Hobby.
- Gehen Sie allein spazieren.
- Setzen Sie sich mit einem Notizbuch in ein Café, bestellen Sie sich eine heiße Schokolade, und schreiben Sie Ihre Gedanken auf.
- Gehen Sie mit sich selbst aus, und reservieren Sie in Ihrem Lieblingsrestaurant einen schönen Einzeltisch nur für sich selbst.
- Gehen Sie allein ins Kino, ins Kabarett, ins Theater oder in eine Bar.

Deshalb funktioniert's

Von dem Philosophen und Literaturnobelpreisträger Rabindranath Tagore (1861–1941) gibt es den klugen Satz »Allein sein zu müssen, ist schwer – allein sein zu können, ist schön«. Fakt ist, dass es stark und glücklich macht, ohne die Gesellschaft anderer auszukommen. Menschen, die nicht so gut allein sein können, fühlen sich schnell einsam, wenn sie keine Kontakte haben oder niemanden zum Reden. Dieser Wunsch ist tief in uns verankert. So zeigte ein etwas schräges psychologisches Experiment, dass jeder zweite Teilnehmer eher bereit war, sich einen Stromschlag zuzufügen, als eine Viertelstunde mit sich und seinen Gedanken allein zu sein. Einsamkeit ist ein Gefühl, das schwer auszuhalten ist. Dabei hat dieses gar nicht unbedingt etwas mit Alleinsein zu tun, denn man kann sich auch unter Menschen einsam fühlen. Dieses Gefühl entsteht leicht, wenn es uns an Selbstliebe und Selbstbewusstsein mangelt. Psychologen wissen, dass jeder Mensch einen bestimmten Rhythmus aus möglichst positiven Kontakten zu anderen und aus Zeiten des Alleinseins benötigt. Beide Zustände richtig zu dosieren, ist die Kunst. Beim bewussten Alleinsein kann man sich entspannen und im besten Fall die Zeit mit sich genießen. Wer so auftankt, kann dann auch wieder ein aufmerksames Gegenüber für andere sein. Weil wir uns Freiraum nehmen, können wir uns auch freundlich mit unseren eigenen Schwächen auseinandersetzen. Wir können uns bewusst an Erlebnisse erinnern und überprüfen, wie wir uns verhalten haben. Oder von einer guten Zukunft träumen.
Dass wir unsere Gedanken schweifen lassen, scheint wichtig zu sein für die Beantwortung der Frage nach dem, was wir sind und was uns als Person unabhängig von anderen ausmacht, auch von ihrer Bestätigung und ihren Bewertungen. In vielen Kulturen ist der gelegentliche Rückzug aus der Gemeinschaft deshalb ein wichtiges Ritual und kann innere Ressourcen und Kräfte freisetzen. Das funktioniert, wenn wir unser Alleinsein so gestalten, dass es uns gut geht damit. Um uns besser kennenzulernen, zu verstehen und mehr zu mögen.

KURZURLAUB FÜRS GESICHT

Ölmassage für einen Strahleteint

AUF EINEN BLICK: Die meisten Menschen lassen sich gern verwöhnen. Und warum auch nicht? Ein Aufenthalt in einer Therme, einem Spa oder einem anderen Wohlfühlort hilft, Kraft zu tanken: Wir entspannen uns und genießen das Loslassen. Das macht fit für stressige Tage und schenkt uns Sinnlichkeit und Lebenslust. Gönnen Sie sich heute mal 7 Minuten in Ihrem eigenen Badezimmer-Spa. Das bringt Sie garantiert zum Strahlen.

Wenn ich so zurückdenke, dann bestanden die meisten Geburtstage bis um den dreißigsten herum aus ordentlichen Partys mit lauter Musik, Tanzen und ein paar Gläsern zu viel. Ganz anders die fünfzigsten Geburtstage, die sich jetzt mehren. Statt zur Komaparty laden die Freundinnen zum Wellness-Tag ein. Und es passt, denn scheinbar fehlen uns allen heutzutage Entspannung, Wärme und gemeinsames Relaxen im Zirbelholzduft. Egal, ob es an der Zeit oder dem Alter liegt, es tut gut, und wir kehren gestärkt in den hektischen Alltag zurück – mit einem Grinsen im Gesicht.

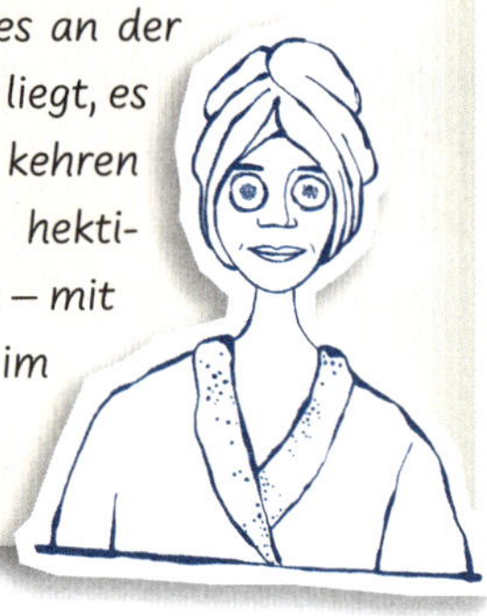

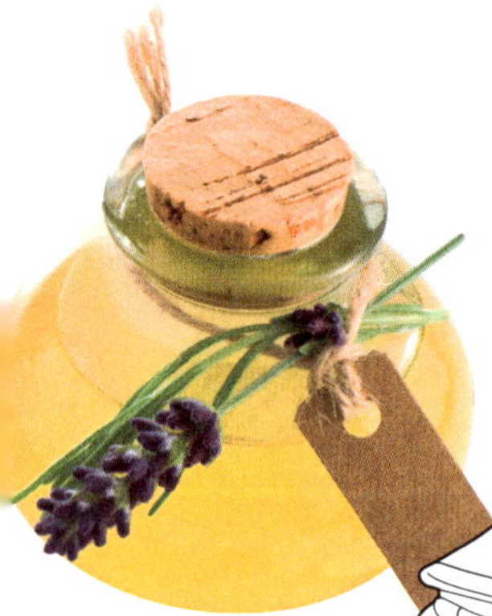

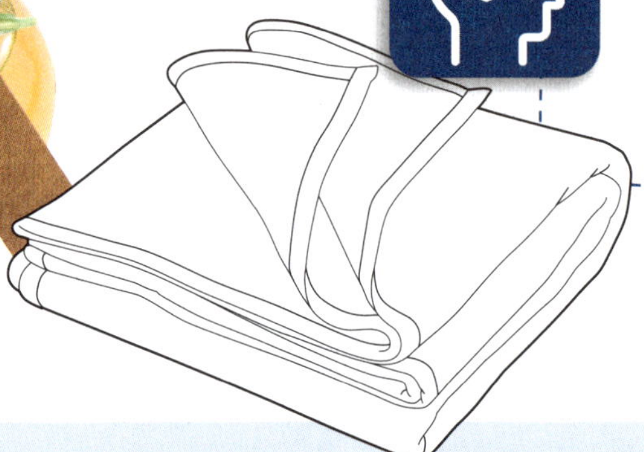

So wirkt's

- verschönert das Gesicht
- stimmungsaufhellend
- entspannend
- danach belebend

So geht's

Wählen Sie für die Gesichtsmassage für morgens oder abends das für Ihre Haut passende Öl. Wenn Sie unsicher sind: Mandelöl passt immer. Gehen Sie wie folgt vor:

- Nehmen Sie etwas Öl, und verreiben Sie es zwischen den Handflächen.
- Streichen Sie nun das Öl mehrmals quer über die Stirn, und enden Sie in sanft kreisenden Bewegungen an der zarten Haut über den Schläfen.
- Danach klopfen Sie das Öl leicht auf Unter- und Oberlider.
- Streichen Sie nun etwas Öl über die Kinnpartie. Danach massieren Sie es mit den Mittelfingern seitlich entlang der Nase auf und ab.
- Zum Schluss streichen Sie etwas Öl vom Brustansatz den Hals entlang bis zum Kinn.
- Dann können Sie es kurz einwirken lassen und überschüssiges Öl abtupfen.

Welches Öl passt zu mir?

Für normale Haut: Mandelöl, Jojobaöl, Avocadoöl, Olivenöl.
Für trockene Haut: Sesamöl, Weizenkeimöl.
Für Mischhaut: Ghee, Sesamöl, Heilerde, Mandelöl.
Für empfindliche Haut: Aloe vera, Mandelöl, Avocadoöl.
Für reifere Haut: Sesamöl, Mandelöl, Avocadoöl, Weizenkeimöl.

Deshalb funktioniert's

»Wellness« ist so ein weich gewaschenes Wort. Dabei verbirgt sich dahinter all das, was uns guttut, körperlich wie seelisch – zu Deutsch: Wohlbefinden. Und das ist wichtig, denn nur wer regelmäßig gut für sich sorgt, kann auch viel leisten.

Schon die Römer und Osmanen wussten, wie man richtig Pause macht, und ließen sich dazu in exquisiten Bädern pflegen und massieren. In Indien praktiziert man seit Jahrtausenden Ayurveda, das auch lehrt, wie man es sich gut gehen lässt. Die heute moderne Medical Wellness ist ein Stil, der den Gesundheitsaspekt deutlich in den Vordergrund rückt. Die Mischung ist bunt und besteht aus medizinisch-therapeutischen Anwendungen wie Physiotherapie, der Lockerung von Muskelpartien durch Massage beziehungsweise Akupunktur oder Wasseranwendungen und gezielten Entspannungseinheiten.

Tatsächlich brauchen wir dies, um regelmäßig unsere Batterien aufzuladen. Das hat eine Untersuchung an der Universität in Texas gezeigt. Die Wissenschaftler hatten festgestellt, dass unser Akku immer wieder kleine Wohlfühleinheiten braucht, um gar nicht erst leerzulaufen. Kleinere, entspannende Pausen helfen, um danach wieder mit Anstrengungen besser klarzukommen. Psychologen wissen, dass Wellness-Momente sogar wie eine Art Therapie funktionieren können. Sie schenken neue Kraft und Lebensfreude, was daran liegt, dass die körperliche Zuwendung, die wir uns hier schenken, letztlich wie psychische Streicheleinheiten wirkt, die im Alltag so oft fehlen. Unser überstrapaziertes vegetatives Nervensystem beruhigt sich durch Berührung und im warmen Wasser.

ANKERTAG

Die vierte Woche ist vorbei, und Sie haben aus den sieben Lebensstilbereichen jeweils einen Kraftmacher ausprobiert. Welchen fanden Sie super, welchen ganz okay oder einfach nur blöd? Kreuzen Sie den entsprechenden Smiley an:

KRAFT-MACHER 1	**Gut gegähnt ist halb geweckt** *Der einfachste Wachmacher der Welt (Seite 80)*	☺ 😐 ☹
KRAFT-MACHER 2	**Die Stress-weg-Formel** *Belastbarer durch Umdenken (Seite 82)*	☺ 😐 ☹
KRAFT-MACHER 3	**Gute Laune aus dem Bauch** *Stimmungsbooster für den Darm (Seite 84)*	☺ 😐 ☹
KRAFT-MACHER 4	**Endlich Optimistin** *Kleines Rosarote-Brille-Training (Seite 86)*	☺ 😐 ☹
KRAFT-MACHER 5	**Schritt für Schritt den Kopf frei** *Vorwärtskommen mit Rückwärtsgehen (Seite 88)*	☺ 😐 ☹
KRAFT-MACHER 6	**Zeit für mich** *Verabredung mit mir selbst (Seite 90)*	☺ 😐 ☹
KRAFT-MACHER 7	**Kurzurlaub fürs Gesicht** *Ölmassage für einen Strahleteint (Seite 92)*	☺ 😐 ☹

Üben Sie heute möglichst die Kraftmacher, die Ihnen gefallen haben, noch mal. Manches geht dann gleich noch leichter und fixer. Wenn Sie nur 7 Minuten Zeit haben, suchen Sie Ihren Favoriten raus und markieren sich die anderen für die nächsten Ankertage, oder bauen Sie sie, wo es passt, unter der Woche ein. Alle neutralen Smileys kommen dann auch vielleicht mal wieder zum Einsatz. Sollte Ihnen gar nichts gefallen haben, schauen Sie, was Ihnen die letzten Wochen gutgetan hat, und wiederholen einen dieser Kraftmacher.

RÜCKBLICK

Hier können Sie notieren, welche der Kraftmacher Ihnen gut gefallen haben und welche weniger. Notieren Sie Ihre Erfahrungen in dieser Woche.

Diese/r Kraftmacher hat/haben mir am besten gefallen/richtig gutgetan, weil …

Ich baue diese/n Kraftmacher auch in der nächsten Woche wieder ein. (Notieren Sie hier den Tag und vielleicht auch die Uhrzeit.)

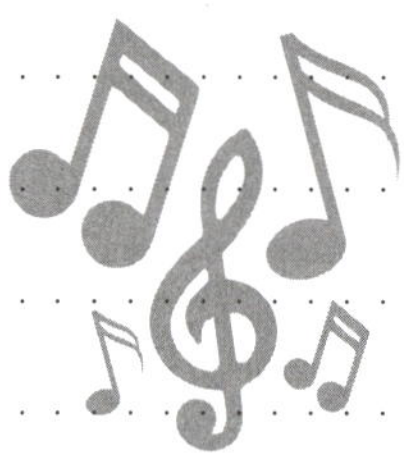

Diese/n Kraftmacher versuche ich vielleicht irgendwann noch mal:

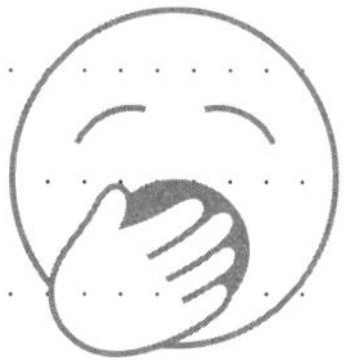

Blöd war/en diese/r Kraftmacher, weil …

Diese/n habe ich jetzt schon regelmäßig eingebaut:

. . . .

. . . .

. . . .

. . . .

Meine Ideen dazu:

. . . .

. . . .

. . . .

. . . .

. . . .

. . . .

EXTRA-KRAFTMACHER SELBSTREFLEXION: SONNENSTRAHLEN FÜRS HERZ

Draußen geht's drunter und drüber, die Welt dreht sich aber trotzdem weiter. Mit dieser kleinen Übung können Sie Ihren Optimismus weiter trainieren. Konzentrieren Sie sich jetzt 7 Minuten lang mal ganz bewusst darauf, was Sie heute in Ihrem Alltag freut oder gefreut hat: das freundliche Lächeln der Nachbarin am Morgen, der frische Wind, der Ihnen draußen um die Nase wehte, der leckere Cappuccino, den Sie sich nach dem Essen gegönnt haben, die witzige Geschichte, die Ihnen ein Kollege erzählt hat … Sammeln Sie Sonnenstrahlen für Ihr Herz!

VORBEREITUNG FÜR WOCHE 5

Diese Zutaten und Utensilien brauchen Sie für die Kraftmacher in der fünften Woche:

- Papaya-Booster
  - → Romana-Salatherz
  - → Papaya
  - → Honig
  - → Johanniskrauttee

- Brokkoli-Birnen-Drink
  - → 2 Birnen
  - → Brokkoli
  - → Avocado
  - → Honig
  - → Kokosöl

- Kiwi-Mangold-Drink
  - → Kiwi
  - → Bio-Orange
  - → 2 Blätter Mangold (oder 1 Handvoll Blattspinat)
  - → Weizengraspulver
  - → Lavendeltee

  - → 150 g Natron (Drogerie/Reformhaus)
  - → 4 bis 5 EL Meersalz

- pH-Teststreifen (Apotheke)

- Fertig-Basenbadmischung aus der Drogerie

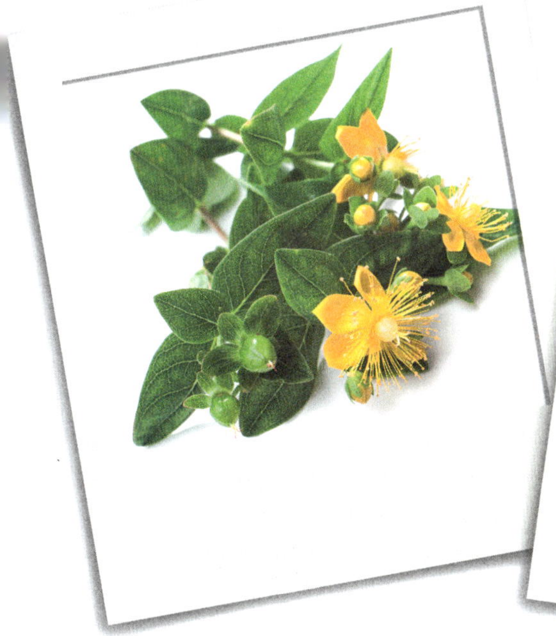

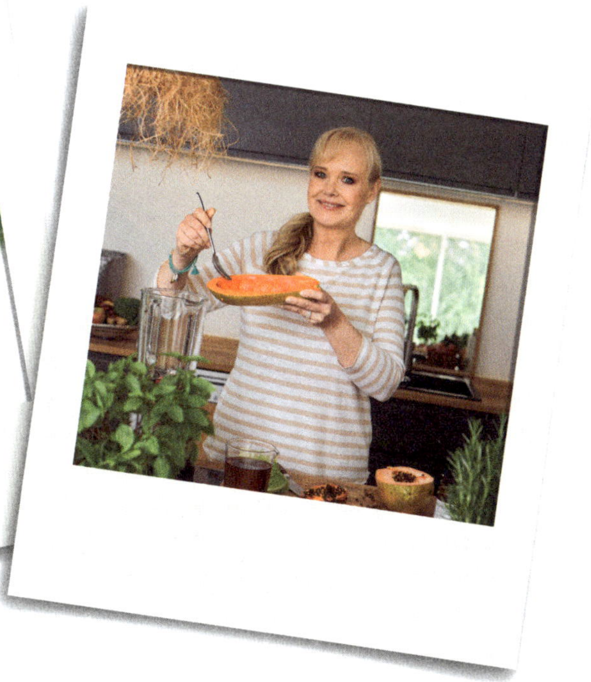

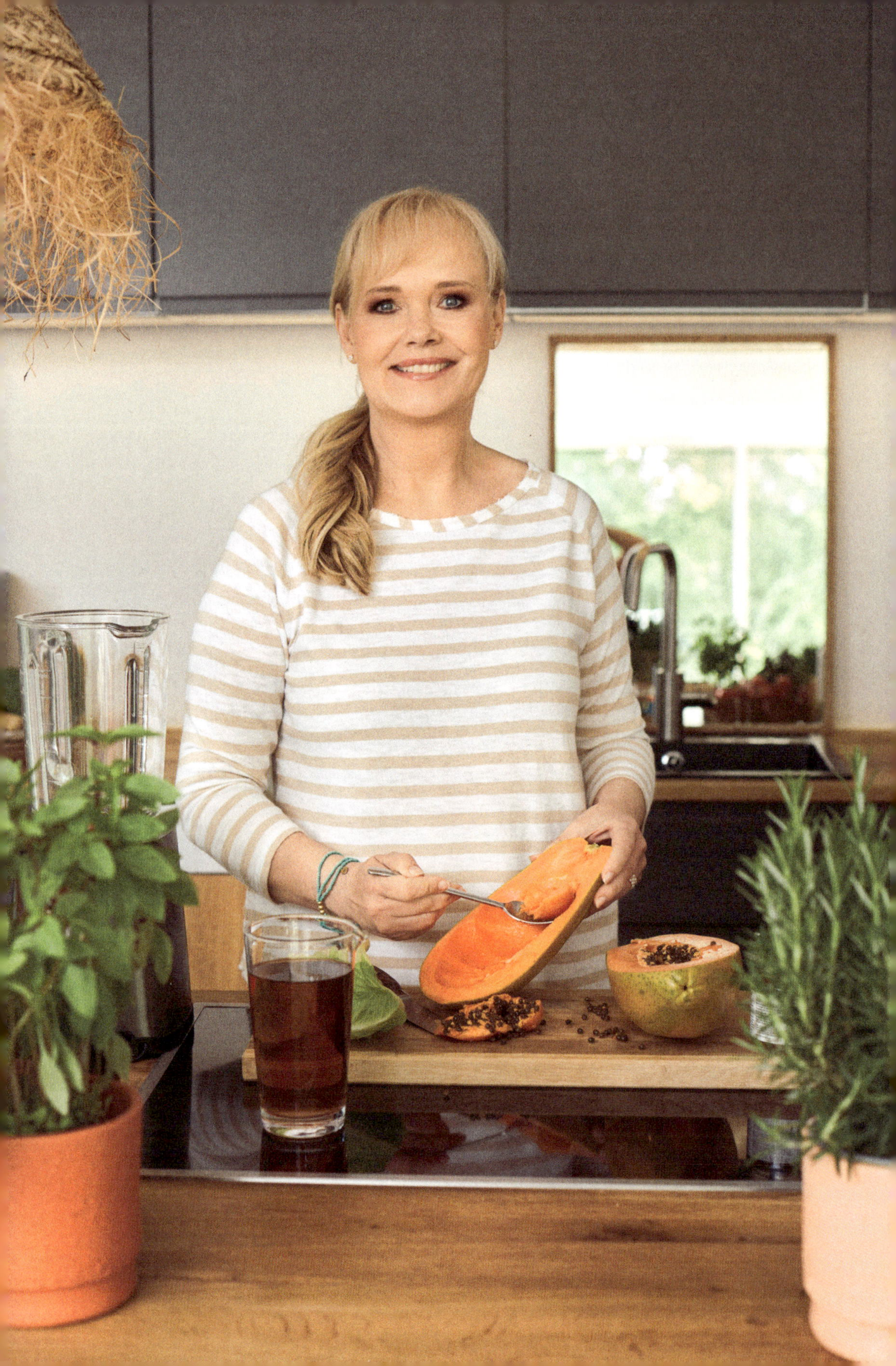

WOCHE 5

Diese Woche gibt es wieder sieben sympathische Helfer, die sofort Kraft schenken, wenn Sie sie brauchen. Mit von der Partie sind entlastendes Bienensummen, ein Auftank-Ausflug ins Grüne, smoothe Frischsäfte für entspannte Nerven, die Erlaubnis, quälende Projekte aufzugeben, ein Sekunden-Work-out zum In-die-Luft-Gehen, eine Einladung an unsichtbare Unterstützer und ein harmonisierendes Bad, wenn der Alltag sauer macht.

SUMM, SUMM, SUMM

Brummen gegen Stress und Angst

AUF EINEN BLICK: Das »Bienentonsummen« (Skr. *Bhramari*) aus der yogischen Atemschule *Pranayama* wirkt wunderbar in Situationen, in denen es kritisch wird. *Bhramari verkörpert* viele positive Wirkungen der bewussten Atemsteuerung. *Es fördert das langsame Einatmen und das längere, gründliche Ausatmen.* So entsteht, wenn man den Yogis glauben möchte, »Glückseligkeit im Herzen«. Wenn Sie in einer angespannten Lebenslage, in der Sie Angst haben oder sehr gestresst sind, ein paar Minuten lang wie eine Biene summen, merken Sie schnell, dass Sie innerlich ruhiger werden.

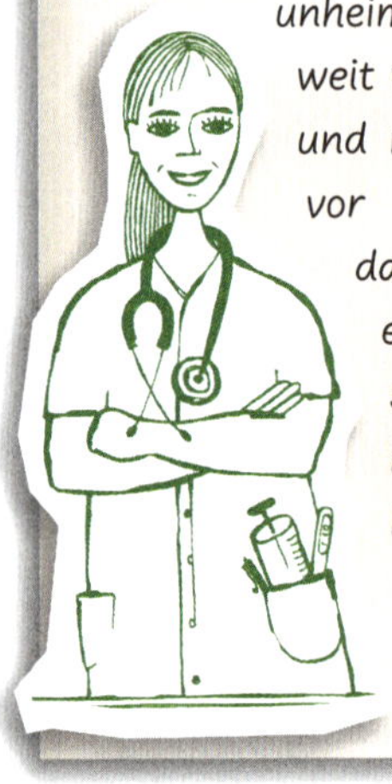

Wenn ich manchmal im Wald Pilze suchen gehe und es mir dabei ein bisschen unheimlich wird, weil ich zu weit weg bin von der Straße und mal wieder ganz allein vor lauter Bäumen stehe, dann fange ich an – ohne es bewusst zu tun – zu summen. Ganz leise vor mich hin. Komisch? Nicht wirklich, denn vor sich hin zu summen oder zu singen, macht etwas mit unserem Körper und unserer Psyche. Es aktiviert den Entspannungsmodus, der uns dann dazu befähigt, uns ausschließlich auf das zu konzentrieren, was wir gerade tun, und uns fallen zu lassen im Moment. Es beruhigt uns. Das Summen können Sie aber auch bewusst einsetzen, wenn Sie Angst bekommen oder gestresst sind, also nicht nur wenn Sie gerade allein im dunklen Wald unterwegs sind, sondern auch in vielen unguten Alltagssituationen.

So wirkt's

- angstlösend
- beruhigend
- fördert den Schlaf
- schützt Herz und Gehirn
- stärkt das Immunsystem

So geht's

Sie brauchen ein bisschen Ruhe, einen bequemen Stuhl und einen Platz, an dem Sie für ein paar Minuten ungestört sind. Stellen Sie einen Timer auf 3 bis 5 Minuten:

- Setzen Sie sich aufrecht hin, so als ob ein Faden an Ihrem Scheitel den Kopf sanft nach oben zöge. Der Blick ist nach vorn gerichtet. Lassen Sie Ihre Schultern locker. Wenn Sie möchten, können Sie auch die Augen schließen. Ihre Lippen liegen leicht aufeinander, Ihre Zunge liegt im unteren Mundraum. (Wenn wir angespannt sind, pressen wir sie oft unwillkürlich an den Gaumen.) Sie atmen durch die Nase in Ihrem Rhythmus ein und wieder aus.
- Beobachten Sie vor Ihrem inneren Auge Ihren Atem einige Züge lang.
- Atmen Sie nun ganz bewusst tief durch die Nase ein, und summen Sie beim Ausatmen wie eine Biene oder Hummel. Manchmal vibrieren die Lippen dabei leicht. Versuchen Sie, das Ausatmen dadurch ruhig ein bisschen hinauszuzögern.
- Atmen Sie so weiter, und summen Sie, solange es Ihnen guttut, mindestens jedoch 3 Minuten. Wenn Sie mögen, auch als beliebige Melodie.
- Spüren Sie nach, wie es Ihnen nun geht.

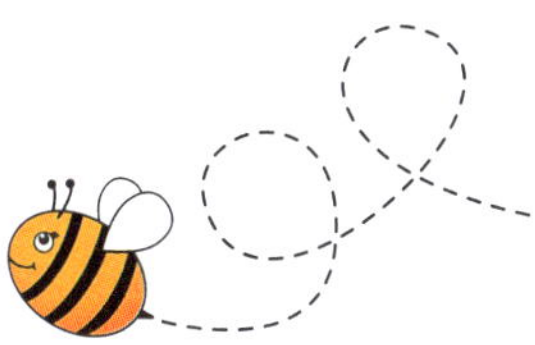

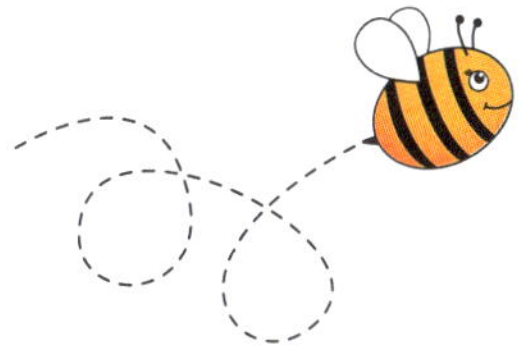

Deshalb funktioniert's

Durch das tiefe Ein- und vor allem Ausatmen beim Summen kommt es zu einer Blutdruck- und Herzfrequenzsenkung, wir beruhigen uns. Das Summen verstärkt die Entspannung über eine direkte Stimulation unseres Beruhigungsnervs (Vagus) im Rachenraum. Dadurch werden viele Organe besser durchblutet, und es kommt durch die tiefen Atemzüge zu einer besseren Sauerstoffaufnahme und Kohlendioxidabgabe durch die Lunge. Summen hilft, das Tempo der sonst üblichen Atemgeschwindigkeit zu senken. So kommt das vegetative Nervensystem zur Ruhe. Patientenstudien zum *Bhramari* konnten zeigen, dass regelmäßiges Üben das Immunsystem stärkt, die Lungenfunktion verbessert und auch die Schlafqualität erhöht.

So geht's auch

- In schwierigen Situationen wie bei Prüfungs-, Flugangst, vor dem Zahnarztbesuch, bei Schlafstörungen oder Nervosität: Summen Sie Ihr Lieblingslied oder auch nur eine wiederkehrende kurze Melodie.
- Falls Sie zu aufgebracht zum Summen sein sollten, können Sie auch knurren wie eine wütende Wölfin.

++ Üben: 3 bis maximal 5 Minuten ++++++ Am besten immer mal zwischendurch probieren +++++

KRAFTMACHER 2

SCHNELLLADESTATION NATUR

Wo unsere Seele fix auftankt

AUF EINEN BLICK: Die Mittagspause im Grünen verbringen, beim Spazierengehen am See die Gedanken schweifen lassen, von einem Hügel in die Ferne blicken. Wälder, Wiesen und Gewässer zu erleben, ist Erholung pur und lässt uns innerlich aufatmen und Kraft schöpfen. Gönnen Sie sich heute (und am besten jeden Tag) eine Portion Natur. Es tut so gut!

Würde ich nicht meinen täglichen Gang an den See machen, wäre ich vermutlich schon durchgeknallt. Gerade hier in Deutschland nimmt das Leben manchmal so Fahrt auf, dass der Gang in die Natur für mich eine echte Notbremse ist. In Australien fühlte sich das anders an. Der Busch begann hinterm Haus, rauschende Bäume, schreiende Papageien und Geckos auch auf dem Frühstückstisch erdeten ungemein. Immer ging ein Wind, mal roch es nach wilden Blumen, blühenden Büschen – oder aber auch verwesenden Tieren. Dazu ist der Busch erstaunlich laut, immer meckert jemand oder lockt oder piepst. Hier muss man die Natur eher suchen. Nehmen Sie sich heute daher Zeit für den Kraftspender Nummer eins, die Natur!

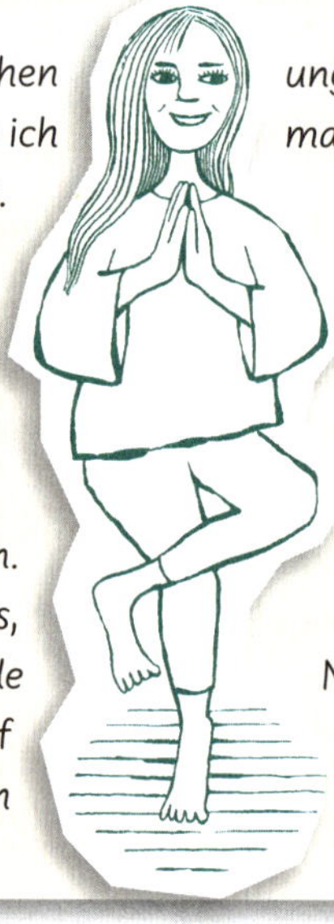

So wirkt's

- fördert Konzentration und Leistungsfähigkeit
- Depression und Ängste nehmen ab
- Grübeln wird gestoppt
- angenehme Gefühle entstehen
- wir werden freundlicher

So geht's

Den stärksten Erholungseffekt spüren wir in Grünanlagen, Parks und natürlichen Gebieten mit einer großen Ausdehnung. Aber es geht auch eine Nummer kleiner. Holen Sie sich heute in 7 Minuten Natur ins Leben:

- **Verlegen Sie, wenn es das Wetter zulässt, Ihre Mittagspause ins Grüne.** Suchen Sie sich in 7 Minuten einen Ort in der Nähe aus, der Ihnen gefällt, und fühlen Sie mal hin. Wie geht es Ihnen, wenn Sie sich dort aufhalten oder Sie dorthin zurückkehren?
- **Oder Sie suchen heute nach einem Wald** in der Nähe, den Sie am Wochenende durchschweifen möchten. Wenn Sie dort sind, schalten Sie Ihr Handy aus, lassen sich treiben und verbringen Ihre Zeit ganz meditativ und ruhig. Es geht nicht darum, Natur zu konsumieren, sondern Sie einfach wirken zu lassen. Sollte Ihnen das zu langweilig sein, und es ist gerade Frühherbst, können Sie auch den Blick auf dem Boden schweifen lassen und Pilze suchen. Das ist auch eine Form der Meditation. Dazu sollten Sie sich aber gut mit Pilzen auskennen, damit nur Gesundes im Körbchen landet.
- **Kleine Soforthilfe:** Sie brauchen spontan Entlastung, sitzen aber im Büro oder können nicht weg. Dann gehen Sie ans Fenster und blicken zum Himmel. Schauen Sie 7 Minuten lang in die Wolken, sofern es bewölkt ist. Sie kommen und gehen genauso wie Ihre Gedanken. »Binden« Sie Ihre Sorgen an eine Wolke, und sehen Sie zu, wie sie vorüberzieht.

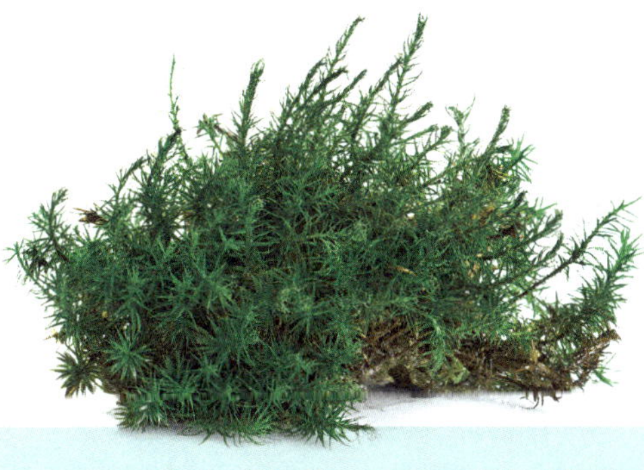

Deshalb funktioniert's

Schon in den 1980er-Jahren konnte das Psychologenpaar Rachel und Stephen Kaplan nachweisen, dass der Aufenthalt in der Natur im Gegensatz zur gezielten eine absichtslose Aufmerksamkeit bewirkt. Erstere aktivieren wir im Alltag im Grunde ständig, sobald wir Aufgaben lösen oder erledigen müssen. Diese Aufmerksamkeit könnte man »Konzentration« nennen, und sie kostet uns Mühe und erschöpft uns auch irgendwann, während die herumschweifende Aufmerksamkeit wie etwa beim Betrachten eines stillen Sees oder des Wellengangs des Meers uns keine Mühe kostet. Unser Gehirn tankt dabei auf, unsere Denkleistungen verbessern sich.

Das andere Erklärungsmodell der positiven Wirkung von Natur auf unsere Psyche ist die Erholungstheorie. In der Natur, beim Spazieren durch eine Allee oder über eine grüne Wiese, wird schon nach kürzester Zeit unser Entspannungsnerv aktiviert, Stresshormone wie Cortisol werden heruntergefahren, und das stabilisiert unser Immunsystem, Herz und Kreislauf. Und unsere Sinne werden belebt. Wir fühlen, wie die kalte Luft über unser Gesicht streicht und der Wind an den Haaren zupft, die Sonne wärmt, es riecht nach Moos, Algen oder Heu. Die Natur hilft uns dabei, uns (wieder) zu spüren.

KRAFTMACHER 3

ALLES FRISCH?

Smoothies, die die Selbstheilungskräfte ankurbeln

AUF EINEN BLICK: Unser Körper und unsere Psyche tun täglich alles Mögliche dafür, damit es uns gut geht. Wie sehr das stimmt, merken wir meistens erst, wenn wir krank sind, Schmerzen haben, trüber Stimmung sind und einfach nicht mehr können. Selbstheilung müssen wir nicht lernen, das können wir schon. Aber heute lernen Sie, wie Sie diese in 7 Minuten effektiv anschieben können: mit einem enzymreichen Frischsaft und Smoothies.

Meine Kinder lachen sich regelmäßig kaputt, wenn ich das Wort »Smoothie« sage. Ich vermeide es schon, denn sie sind der Meinung, dass ich das »th« nicht hinbekomme. Es höre sich bei mir eher wie »Susi mit ›M‹« an, sagen sie. Gut, mir doch egal, dann sage ich ab jetzt: »Ich mache mir einen Frischsaft. Möchte jemand auch einen?« Ich höre schon das Gelächter. Auch wurscht, denn immerhin gibt's die Frischsaftkur, die gerade ihr Revival erlebt, schon seit über fünfzig Jahren. Und schon damals hatte man erkannt, was diese Art von Ernährung draufhat. Also wechseln auch Sie heute ins Lager der Smoothie-Trinker, und entdecken Sie ein paar Rezepte, die Ihrem Körper und Ihrem Geist sofort guttun. Und vielleicht können Sie das »th« ja besser als ich aussprechen – dann bitte alle Smoothie-Rezepte fleißig weitersagen.

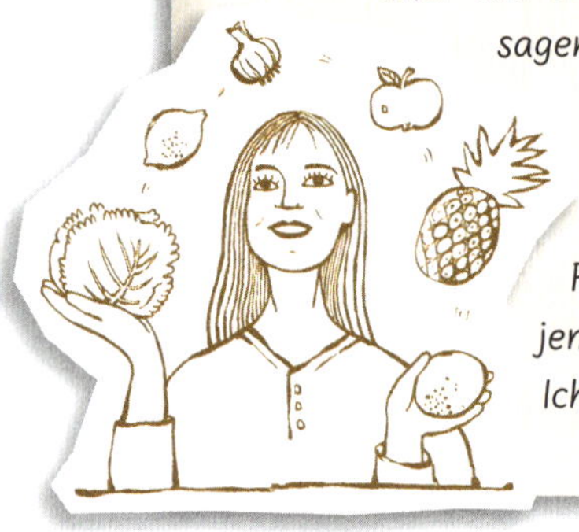

So wirkt's

- vitalisiert den Körper
- stärkt das Immunsystem
- antientzündlich
- aufbauend

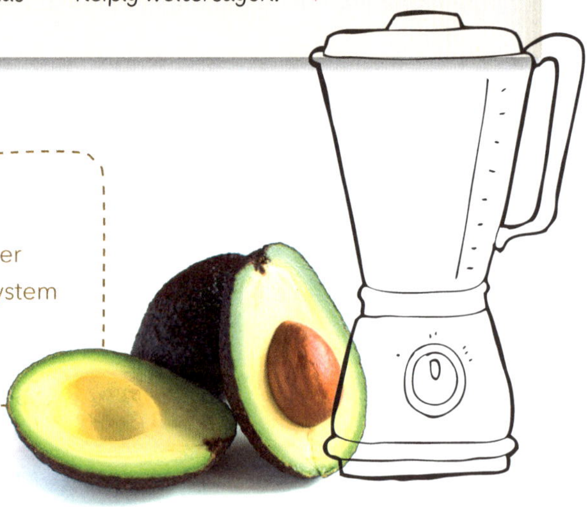

+++++++++++++ **Nur 7 Minuten?** +++++++++ Klar, eventuell Tee kochen +++++++++++

So geht's

Wählen Sie eines der folgenden Rezepte, und füttern Sie Ihren Mixer damit (jeweils für 1 Portion):

Papaya-Booster gegen Burn-out

ZUTATEN

1 Romana-Salatherz
400 g Papaya
Honig nach Geschmack
500 ml abgekühlter Johanniskrauttee

Brokkoli-Birnen-Drink gegen Müdigkeit

ZUTATEN

2 weiche Birnen
200 g Brokkoli
1 Avocado
Honig nach Geschmack
500 ml Wasser
1 EL Kokosöl

Kiwi-Mangold-Drink gegen Nervosität

ZUTATEN

3 Kiwis
1 Bio-Orange
2 große Blätter Mangold (oder 1 Handvoll Blattspinat)
2 TL Weizengraspulver
500 ml abgekühlter Lavendeltee

ZUBEREITUNG

Pflanzen waschen, putzen, klein schneiden, bei Bedarf entkernen und schälen (Avocado!) und in den Mixer geben. Geschichtet wird am besten so: weichere Früchte als Erstes, dann härtere, dann Blattgemüse, dann Gewürze und Toppings. Nach Belieben mit Honig nachsüßen.

Deshalb funktioniert's

Dass »Frischsäfte« so vitalisierend wirken, begründete ihr »Erfinder« und in der Naturheilkunde geschätzte Mitbegründer der amerikanischen Natural-Hygiene-Bewegung Dr. Norman Walker (1886–1985) damit, dass flüssige Nahrung schneller verdaut wird. Im Mixer werden Wasser und die darin gelösten Vitalstoffe zu einer Art dünnflüssigem Brei zerkleinert – wir kennen dies heute unter der schönen Bezeichnung »Smoothie« (engl. *smooth* [glatt]) –, den wir viel schneller verarbeiten können, als wenn wir die Pflanze ganz äßen. Trinken wir nun Frischsäfte, hat das den Vorteil, dass der Körper keine zusätzliche Energie aufwenden muss, um an die Kraft aus den Pflanzen zu kommen. Vitamine und Mineralstoffe versorgen alle Organe. Die Fasern bleiben im Gegensatz zum Pressen erhalten und sorgen im Darm für aufgeräumte Verhältnisse, weil dem Mikrobiom so die ideale Nahrungsgrundlage zur Verfügung steht.

Die wohl spannendsten Vitalstoffe neben den zahlreichen Vitaminen, Mineralstoffen und Spurenelementen sind die Enzyme. Sie sind mitverantwortlich für eine intakte Abwehr und sorgen dafür, dass Entzündungen schneller überwunden werden. Hohe Enzymgehalte findet man in Mango, Ananas, Papaya, aber auch Feigen oder Kiwis.

Gerade frische Pflanzen enthalten viel sekundäre Pflanzenstoffe, die Obst und Gemüse nicht nur ihren typischen Geschmack und ihre Farbe verleihen, sondern darüber hinaus Entzündungen hemmen, unsere Zellen schützen und die Selbstheilungskräfte anregen. Dabei sind die Zutaten am besten frisch, bio und regional.

+++ Alle Zutaten grob schnippeln +++++++ 1 bis 2 Minuten mixen +++++++++ Probieren ++++

AUFGEBEN? ABER GERN!

Mehr Kraft für die richtigen Ziele

AUF EINEN BLICK: »Aufgeben kommt nicht infrage« oder »Hinschmeißen ist nur etwas für Schwächlinge«: Jeder kennt solche Durchhalteparolen. Dabei kann Loslassen so manches Mal die schlauere Option sein – wenn es uns danach besser geht. Tatsächlich kann es eine große Erleichterung sein, unrealistische Projekte aufzugeben, nicht darauf zu hören, was andere sagen, und einen neuen Weg einzuschlagen, der mehr Erfolg verspricht.

»Nach fest kommt ab«, kennen Sie diese Redewendung? Mir schießt sie öfter mal durch den Kopf, wenn ich in einer Situation bin, in der ich mit aller Kraft etwas durchsetzen oder erreichen möchte. Dann strenge ich mich so an, pushe und pushe. Manchmal klappt's, aber manchmal bricht es eben auch ab, oder eine Situation entwickelt sich zum Fiasko. Und dann geht gar nichts mehr. Oder ich werde krank. Dass man sich erlaubt, etwas loszulassen, wenn der Bauch das sagt, es einfach zu anstrengend wird oder es eben nicht sein soll, hat etwas Wohltuendes, spart Kraft, und man kommt leichter wieder in den Flow. Und zwar dahin, wo es wirklich langgeht. Unsere Gesundheit dankt uns das auch.

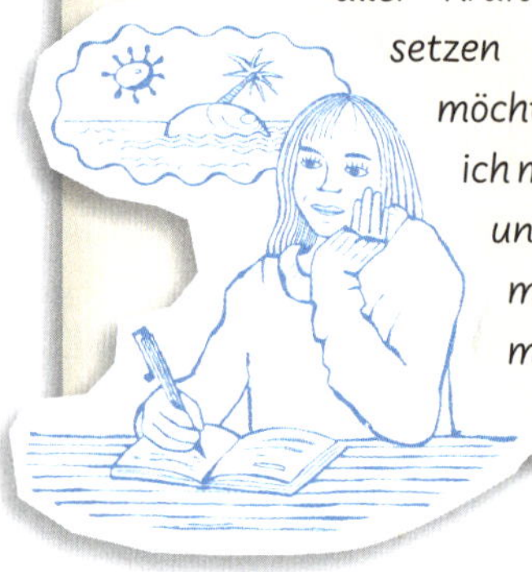

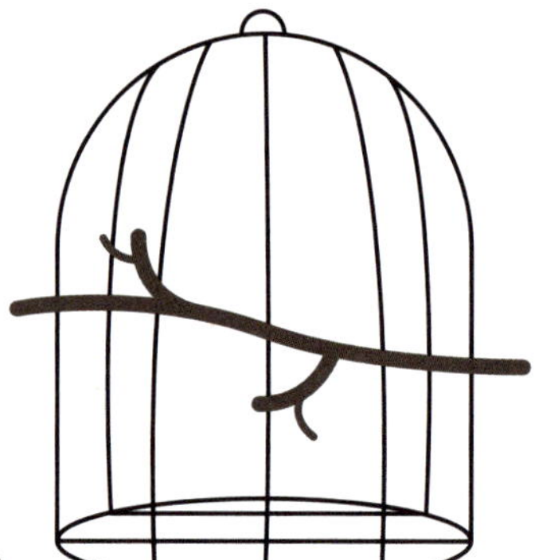

So wirkt's

- entlastend
- bewirkt bessere Gesundheit durch Entzündungshemmung
- sorgt für Weiterentwicklung
- bringt mehr Selbstbewusstsein
- macht weniger fremdbestimmt

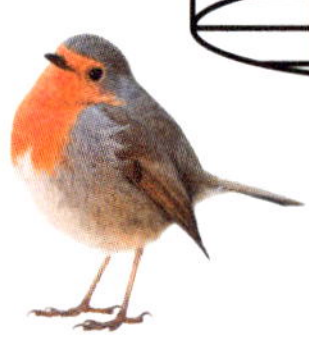

So geht's

Nehmen Sie sich 7 Minuten, um aufzuschreiben, welche Situationen Sie gerade am meisten Kraft kosten oder frustrieren oder die Sie kaum länger aushalten können. An diesen drei Anzeichen erkennen Sie, dass es sich lohnt aufzugeben:

- **Der Versuch, ein bestimmtes Problem zu lösen, nimmt all Ihre Energie in Anspruch:** Wenn Sie merken, dass Sie Ihr Leben nicht mehr genießen, weil Sie nur noch über Ihre Situation nachdenken, sollten Sie sich die Gründe für Ihr Tun genauer ansehen. Warum strengen Sie sich so an? Sich auf ein lohnendes Ziel zu fokussieren, sollte immer anregend und beschwingt sein und nicht ermüdend und aufreibend. Fragen Sie sich, wie Ihr Leben aussehen würde, wenn Sie das, was Sie belastet, anstrengt oder zermürbt, sein ließen. Achten Sie auf das erste aufkommende Gefühl. Wenn Sie sich erleichterter fühlen, ist das ein Zeichen dafür, dass Sie bereit sind aufzugeben.
- **Sie können sich keinen positiven Ausgang vorstellen:** Wenn Sie weiter an einem Ziel oder einer Beziehung arbeiten und es unmöglich erscheint, dass diese jemals von Erfolg gekrönt sein werden, dann sabotieren Sie Ihre Anstrengungen. Überlegen Sie einmal genau, ob eine Lösung Ihres Problems überhaupt vorstellbar ist? Sehen Sie sich, wie Sie es geschafft haben und wie gut Sie sich fühlen? Falls das nicht funktioniert, sollten Sie Ihre Zielsetzung prüfen oder aufgeben.
- **Sie fangen an, schlecht über sich zu denken:** Wenn wir unsere Ziele nicht erreichen oder Probleme nicht lösen können, mündet das nicht selten in Selbstzweifeln. Sie fragen sich dann vielleicht, was mit Ihnen nicht stimmt. In den meisten Fällen ist es kein Job, keine Beziehung oder kein Projekt wert, dass es wehtut und Sie sich selbst fertigmachen.

Wenn einer oder sogar zwei oder drei dieser Punkte zutreffen, dann ist es Zeit, zu handeln. Erlauben Sie sich aufzugeben. Dann ergibt sich der Rest oft von selbst.

Deshalb funktioniert's

Natürlich, Durchhaltevermögen ist wichtig, denn das Leben besteht aus kleineren und größeren Herausforderungen, die es zu überwinden gilt, um weiterzukommen. Allerdings gibt es auch Situationen, in denen unser Alltag fast nur noch darin besteht, die Zähne zusammenzubeißen, um ein gestecktes Ziel um jeden Preis zu erreichen, die Erwartungen anderer Menschen zu erfüllen und an Zuständen oder Beziehungen festzuhalten, die nicht guttun. Jobs, für die wir jeden Tag Opfer bringen müssen, Glaubenssätze, Partnerschaften, in denen wir uns abkämpfen – das alles macht auf Dauer unglücklich, schwach und krank. Unerreichbare Ziele weiterzuverfolgen, ließ in einer Studie mit neunzig jungen Menschen sogar deren Entzündungswerte im Blut ansteigen, die viele Krankheiten befeuern.
Deshalb kann Aufgeben manchmal sogar lebenswichtig sein, uns viel Kraft und Krankheit ersparen und uns näher zu Zielen, Beziehungen oder Beschäftigungen bringen, die uns wirklich glücklich machen. Wir haben einfach mehr Energie und Zeit, um die Ziele zu finden, die zu uns passen und uns innerlich wachsen lassen.

KRAFTMACHER 5

ZUM IN-DIE-LUFT-GEHEN

Schneller Stress-Stopper

AUF EINEN BLICK: Hier kommt die entlastende Botschaft für alle, die immer schon die Krise bekamen, wenn sie die Empfehlung hörten, doch bitte schön für ihr körperlich-seelisches Gleichgewicht täglich mindestens 10 000 Schritte zu sammeln. Das ist mittlerweile entlarvt als fünfzig Jahre alter Werbegag einer japanischen Schrittzählerfirma. Heute weiß man, dass auch weniger reichen. Ganz neu mehren sich zudem Studien zum Mini-Ausdauer-Work-out: ideal auch bei akutem Stress zum Runterkommen. Heute mal ausprobieren!

Ein Hoch auf den Kopierer am Ende des Ganges! Glaubt man aktueller Forschung, ist es wohl das Wichtigste, dass wir nicht dauerhaft sitzen beim Arbeiten, sondern uns immer mal unterbrechen. Da geht es nur um wirklich kurze Breaks, in denen wir uns bewegen. Und dann am besten mit maximaler Intensität. Das verbessert den Zucker- und Fettstoffwechsel, baut aber auch Stresshormone ab. Also joggen Sie heute mal zum Kopierer im Büro, oder sausen Sie schneller die Treppen zum Kaffeeholen rauf und runter. Vielleicht auch beim Spazierengehen immer mal zwischendurch 20 Sekunden ganz schnell spurten, dann wieder durchschnaufen. Oder Sie testen den Hampelmann und schauen mal, wie sich das anfühlt.

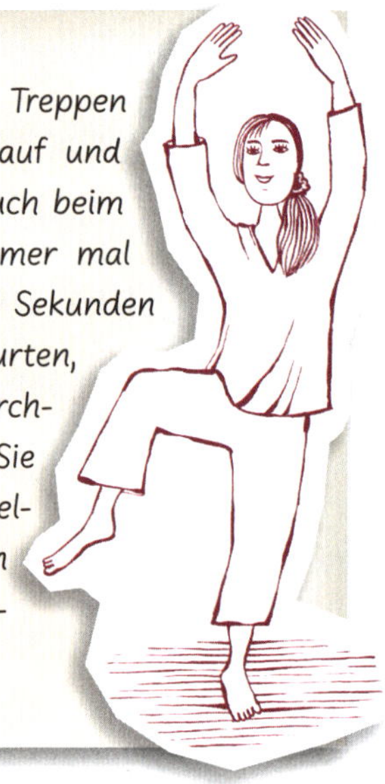

So wirkt's

- dämpft Depressionen und Angst
- schützt Herz und Kreislauf
- lässt Stressreaktionen abklingen
- erhöht die Widerstandsfähigkeit gegen Stress

So geht's

Heute arbeiten Sie mit einem High-Intensity-Training (HIT) kurz und durchdringend an Ihrer Ausdauer und inneren Ausgeglichenheit. Wenn Sie gerade unter Stress stehen sollten, können Sie diese Bewegungseinheit besonders gut gebrauchen. Dazu geben Sie einmal pro Stunde 20 Sekunden alles, bis Sie aus der Puste sind. Stellen Sie einen Wecker, und legen Sie los, sodass die Muskeln für kurze Zeit brennen. Ideal dafür ist der »Hampelmann«:

- Sie stehen aufrecht mit den Füßen direkt nebeneinander. Die Arme hängen seitlich am Körper, die Handflächen zeigen nach vorn.
- Hüpfen Sie, und spreizen Sie dabei die Beine zur Seite, damit Sie mehr als schulterbreit stehen.
- Gleichzeitig heben Sie die Arme über die Seiten nach oben und strecken sie, sodass sich die Hände über dem Kopf berühren.
- Springen Sie zurück in die Ausgangsstellung. Versuchen Sie, immer weich und auf dem Vorderfuß zu landen (am besten üben Sie barfuß!).
- Achten Sie darauf, dass Ihr Körper gerade ist. Die Fußspitzen zeigen immer nach vorn.

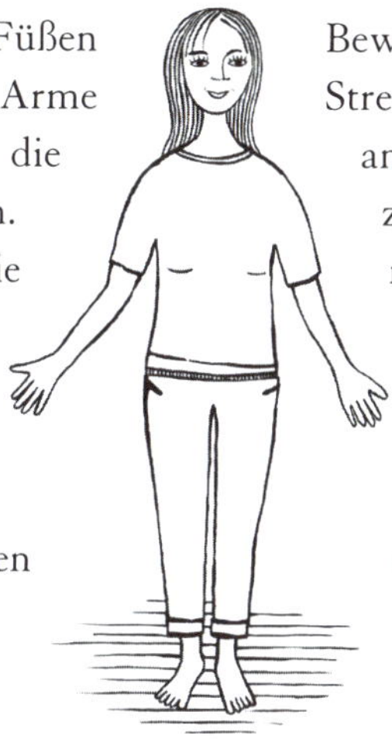

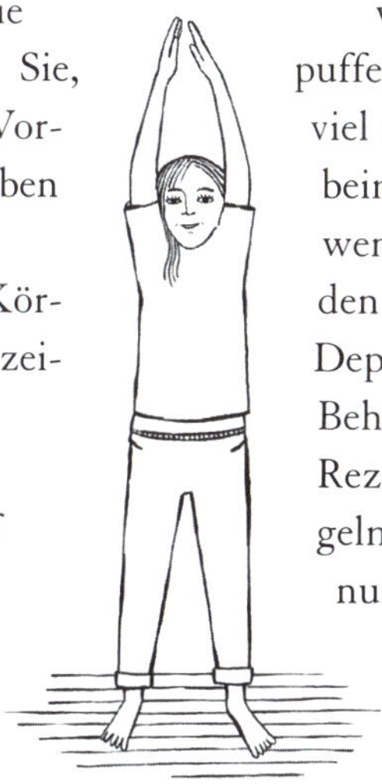

Insgesamt sollten Sie pro Tag auf 160 Sekunden kommen, das sind acht Mini-Übungseinheiten. Die schaffen Sie!

Deshalb funktioniert's

Lange galt ein Mantra der Sportmedizin, dass erst mit regelmäßig 150 Minuten pro Woche Radeln, Gehen und Laufen spürbare Effekte für das körperlich-seelische Wohlbefinden gemessen werden können. Diese Zeit wurde nun in einer amerikanischen Studie deutlich verknappt. Für Menschen mit wenig Zeit oder auch nicht so viel Disziplin, um im Morgengrauen vor der Arbeit oder danach die Laufschuhe zu schnüren, ist dies die ideale Übung, auch als Einstieg, um überhaupt wieder in Bewegung zu kommen.

Stressbewältigung bedeutet nichts anderes, als den Körper in die Lage zu versetzen, dass er Stresshormone absenkt und stressabbauende Hormone hochfährt. Das geht am einfachsten durch Sport und Bewegung. Am besten geeignet dazu ist tatsächlich Ausdauersport in Form von Gehen, Laufen oder auch Radfahren und Schwimmen. Und wenn Sie sich regelmäßig so bewegen, wirkt das wie ein richtiger Stresspuffer. Sie reagieren in Zukunft dann viel relaxter, wenn Sie im Stau stehen, beim Familien-Tohuwabohu oder wenn im Job alles zu viel zu werden droht. Auch bei der Neigung zu Depressionen und zur begleitenden Behandlung ist Bewegung das beste Rezept. Wichtig: dranbleiben und regelmäßig aktiv sein. Aber das geht ja nun auch ganz einfach und schnell.

UNSICHTBARE UNTERSTÜTZER EINLADEN

Wie Seelenwünsche wahr werden

AUF EINEN BLICK: Kraftspender gibt es in der sichtbaren Welt, aber auch die unsichtbare, energetische Welt ist reich an ihnen. Dieses spirituelle Wissen ist in allen Kulturen weit verbreitet. Wir knüpfen dabei gedanklich an »innere Helfer« an. Heute können Sie, wenn Sie offen dafür sind, mal Kontakt zu dieser besonderen Kraftquelle aufnehmen, und das geht wie immer in 7 Minuten.

Als ich in Australien auf das Medium Sunny Burgess traf, wusste ich überhaupt nicht, was mich erwartet. Er begann sich auf mich einzuschwingen und Kontakt mit dem Jenseits aufzunehmen. Was nun folgte, war so unglaublich, dass es mein ganzes Weltbild veränderte, vor allem das vom Leben und Tod. Er stellte Kontakt zu meinen verstorbenen Eltern her, dann zu den Großeltern. Dahingeschiedene und lebende Freunde kamen mit Verwandten im Schlepptau. Und alle erzählten Dinge, die kein Mensch wissen konnte außer mir. Es flogen Namen und Zahlen durch die Luft, Adressen, Hinweise, wer wann gestorben war und ob sie im Jenseits zusammenleben oder allein ihrer Wege gehen. Mein Vater plauderte über seinen Beruf, seinen Tod und Krankheiten anderer in der Familie, dann über unseren anstehenden Umzug. Meine Mutter lebte wieder mit ihren Eltern zusammen. Mir blieb die ganze Zeit der Mund offen stehen. Seitdem weiß ich, dass unsere Energie scheinbar irgendwie und -wo weiterlebt, auch wenn wir nicht mehr auf Erden sind.

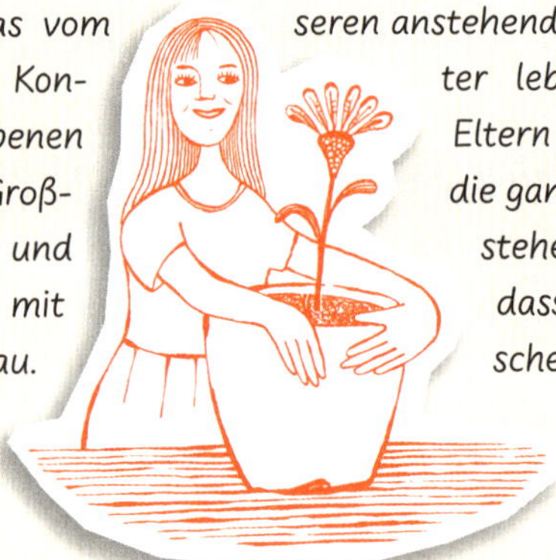

So wirkt's

- entlastend
- stabilisierend
- verbindend
- die persönliche Entwicklung fördernd

So geht's

Sunny hat mir gezeigt, dass Energie niemals verloren geht, sondern sich einfach nur umwandelt. Zum Abschied gab er mir eine Übung mit, wie ich mich mit mir wohlgesinnten Menschen im Jenseits verbinden könne. Denn diese helfen gern, wenn man sie darum bittet. Falls Sie das interessiert, verwenden Sie heute doch mal 7 Minuten vor dem Schlafengehen darauf, und schauen Sie, was Sie träumen oder was passiert. Viel Erfolg!

- Legen Sie sich bequem hin, und leiten Sie Ihre Gedanken auf das, was Sie gern erreichen möchten oder sich inständig wünschen.
- Bitten Sie darum, dass Ihre Vorfahren, Ihre Eltern, aber auch Angehörige Ihres Berufs Sie unterstützen mögen – Ihnen die Kraft und Weisheit geben, ein bestimmtes Ziel zu erreichen.
- *Wichtig:* Formulieren Sie Ihren Wunsch nicht nur so, dass er Ihnen hilft, sondern auch anderen. Das kommt besser an und nützt auch Ihnen. Also: »Ich möchte, dass mein neues Projekt gelingt, [nicht, damit ich damit viel Geld verdiene, sondern] weil ich damit auch anderen helfen kann.«
- Danken Sie für die Unterstützung, und überlassen Sie sich dem Schlaf.

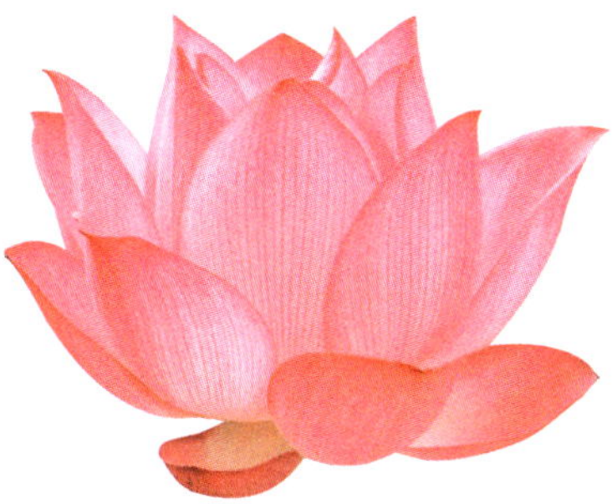

Deshalb funktioniert's

Medien wie Sunny gehen davon aus, dass sich unser Geist im Schlaf ausdehnen kann in Richtung einer übersinnlichen Welt. Als ob sich eine Luftblase um uns, er nennt dies den »feinstofflichen Körper«, ausdehnt und so in die Nähe der Verstorbenen gelangen kann. Auf diese Weise können sich unsere Welten berühren und wir uns miteinander austauschen. Wir können Antworten auf Fragen bekommen und auch seelische Unterstützung finden. Dies alles geschieht im Traum. Manchmal wacht man morgens dann mit einer besonders klaren Erinnerung auf an jemanden, den man im Traum wiedergetroffen hat, oder an etwas, das gesagt wurde. Diese Träume fühlen sich wie Realität an und sind sehr beeindruckend. Leider selten.

Für manchen ist dieser spirituelle Ansatz vielleicht befremdlich, doch einige Wirkungen sind gut nachvollziehbar:

- Die Formulierung der Wünsche hilft, sich über seine eigenen Bedürfnisse klar zu werden.
- Sich mit dem großen Ganzen zu verbinden, entlastet: Wenn wir daran glauben, dass auch andere unsere Geschicke mitleiten, dann lastet die Verantwortung nicht nur auf unseren Schultern.
- Es macht Hoffnung, an einen größeren Zusammenhang zu glauben und darauf zu vertrauen, dass es Kräfte gibt, die für uns sorgen.
- Sein eigenes Handeln daraufhin zu überprüfen oder auszurichten, dass es auch anderen damit besser geht, tut uns und unseren Mitmenschen gut.

KRAFTMACHER 7

BALANCE-BAD

Anti-Stress-Basenbad

AUF EINEN BLICK: Was gibt es Schöneres als ein warmes Bad, um sich zu entspannen und Kraft zu tanken? Mit einem Zusatz aus Basensalz können Sie gleichzeitig etwas dafür tun, dass Ihr Stoffwechsel entlastet wird und Ihr Organismus entsäuert. Denn Stress macht unseren Körper ganz schön sauer. Heute bereiten Sie in 7 Minuten Ihren Anti-Stress-Basensalz-Mix zusammen. Danach: einsteigen und genießen!

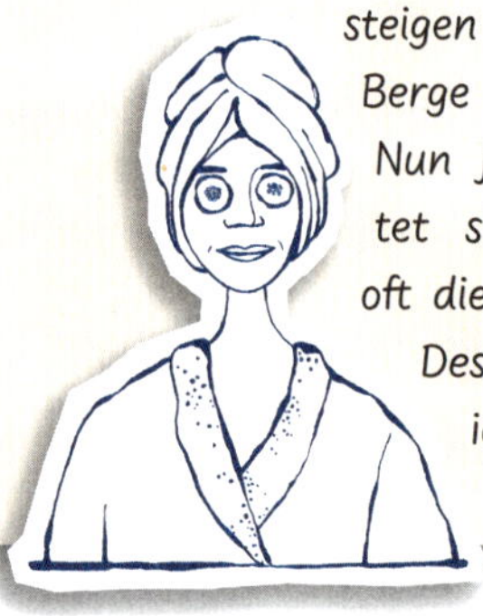

Wissen Sie, was das Größte für mich ist? In einen heißen Außen-Whirlpool zu steigen mit Blick auf Berge und Schnee. Nun ja, dazu bietet sich nicht so oft die Gelegenheit. Deshalb mache ich mir es zu Hause schick. Der Vorteil liegt auf der Hand, in meiner Badewanne kann ich noch den pH-Wert des Wassers so ändern, dass es meine Haut entspannt, und durch die Ruhe hebt sich auch gleich noch die Stimmung. Kerzen an und heute mal ganz besonders baden und genießen – holen Sie sich Ihre heiße Quelle zu sich nach Hause!

So wirkt's

- verbessert die Rückfettung der Haut
- tiefenentspannend
- entlastet den Stoffwechsel
- vitalisierend

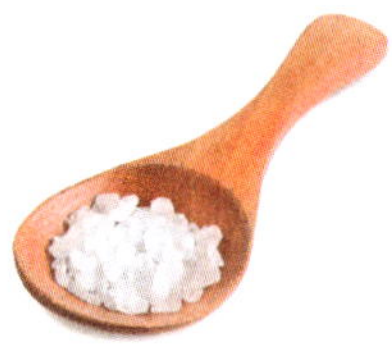

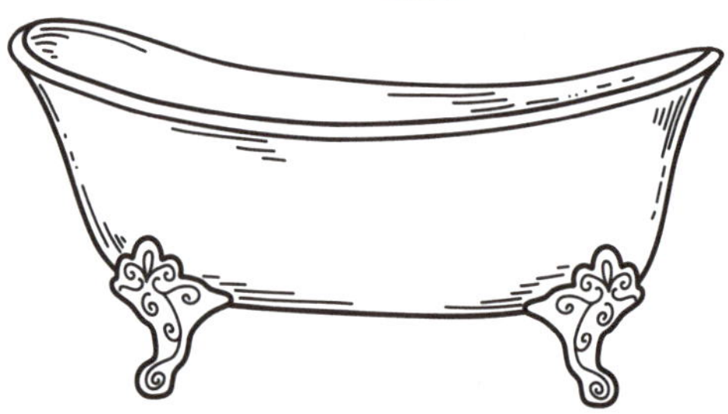

++++++++++ Nur 7 Minuten? ++++++++++++++++++++ Ja, heute mal anders baden ++++

So geht's

Ich empfehle eine angenehm warme Badetemperatur (mindestens 38 °C) und eine Dauer von mindestens 30 bis 45 Minuten. Wenn Sie möchten, können Sie zwei- bis dreimal wöchentlich ein Basenbad nehmen. Nach dem Baden sollten Sie viel trinken, da es dem Körper Flüssigkeit entzieht.

UTENSILIEN

- 150 g Natron (Drogerie/Reformhaus)
- 4 bis 5 EL Meersalz
- pH-Teststreifen (Apotheke) für alle, die den pH-Wert gern nachprüfen möchten
- Alternativ: Fertig-Basenbadmischung aus der Drogerie

ANWENDUNG

Mischen Sie 150 g Natron (bei sehr kalziumhaltigem Wasser gegebenenfalls mehr; das lässt sich anhand der pH-Testreifen prüfen) und 4 bis 5 EL Salz in einer Schüssel, und lösen Sie es in warmem Wasser auf. Lassen Sie die Badewanne bis zu ungefähr zwei Dritteln mit warmem Wasser volllaufen, sodass Sie später noch wärmeres Wasser nachlaufen lassen können. Geben Sie die Salzmischung in die Wanne, und verteilen Sie sie mit der Hand.

Nach dem Bad brauchen Sie die Haut nur abzutupfen und können 1 Stunde nachruhen oder einschlafen.

Deshalb funktioniert's

Basenbäder gehören schon seit Jahrhunderten zu den beliebtesten Methoden zur Entsäuerung, denn sie gleichen den Säure-Basen-Haushalt des Körpers aus. Die Säure-Basen-Balance gerät aus dem Lot, wenn wir zu säurereich essen, uns zu wenig bewegen und uns nicht ausreichend vom Alltagsstress erholen können. Durch das basisch wirkende Badesalz wird der pH-Wert – er gibt an, wie sauer oder basisch (alkalisch) eine wässrige Lösung ist – im Wasser ins Basische erhöht. Das sorgt für einen osmotischen Druck, der aufs Bindegewebe wirkt.

Das Badewasser hat einen pH-Wert von 8,5, der Körper auf der Haut einen von 4,8 bis 5,5. Osmose sorgt nun für den Ausgleich, indem das basische Badewasser Säuren etwa nach 30 Minuten Badezeit aus der Haut herauszuziehen beginnt. Diese werden in einem chemischen Prozess zu Salzen umgewandelt, die man nach dem Baden als Ablagerungen am Badewannenrand oder auf dem Boden sehen kann. Der pH-Wert der Haut wird dabei leicht basisch.

Natürlich funktioniert es noch besser, den Körper ins Basische zurückzubringen, wenn Sie das Bad auch mit der richtigen Ernährung unterstützen. Das bedeutet, vor allem viel Obst und Gemüse, Sprossen, Samen, Nüsse und Kräuter zu sich zu nehmen, möglichst kein Fleisch oder Milchprodukte. Das hilft nicht nur der Haut, sondern schenkt auch innere Balance.

So geht's auch

- Für normale Haut eignet sich das Basenbad-Pulver auch super als Peeling. Danach kurz abduschen.
- Für ein Fußbad brauchen Sie 1 TL des Basenpulvers auf eine Fußbadewanne. Ich empfehle eine Wassertemperatur von 38 bis 41 °C und eine Badedauer von mindestens 30 Minuten.

ANKERTAG

Die fünfte Woche ist vorbei, und Sie haben aus den sieben Lebensstilbereichen jeweils einen Kraftmacher ausprobiert. Welchen fanden Sie super, welchen ganz okay oder einfach nur blöd? Kreuzen Sie den entsprechenden Smiley an:

KRAFTMACHER 1 **Summm, summ, summ**
Brummen gegen Stress und Angst (Seite 102) ☺ 😐 ☹

KRAFTMACHER 2 **Schnellladestation Natur**
Wo unsere Psyche fix auftankt (Seite 104) ☺ 😐 ☹

KRAFTMACHER 3 **Alles frisch?**
Smoothies, die die Selbstheilungskräfte ankurbeln (Seite 106) ☺ 😐 ☹

KRAFTMACHER 4 **Aufgeben? Aber gern!**
Mehr Kraft für die richtigen Ziele (Seite 108) ☺ 😐 ☹

KRAFTMACHER 5 **Zum In-die-Luft-Gehen**
Schneller Stress-Stopper (Seite 110) ☺ 😐 ☹

KRAFTMACHER 6 **Unsichtbare Unterstützer einladen**
Wie Seelenwünsche wahr werden (Seite 112) ☺ 😐 ☹

KRAFTMACHER 7 **Balance-Bad**
Anti-Stress-Basenbad (Seite 114) ☺ 😐 ☹

Üben Sie heute möglichst alle Kraftmacher, die Ihnen gefallen haben, noch mal. Manches geht dann gleich noch leichter und fixer. Wenn Sie nur 7 Minuten Zeit haben, suchen Sie Ihren Favoriten aus und markieren sich die anderen für die nächsten Ankertage, oder bauen Sie sie, wo es passt, unter der Woche ein. Alle neutralen Smileys kommen dann auch vielleicht mal wieder zum Einsatz. Sollte Ihnen gar nichts gefallen haben, schauen Sie, was Ihnen die letzten Wochen gutgetan hat, und wiederholen Sie einen dieser Kraftmacher.

RÜCKBLICK

Hier können Sie notieren, welche der Kraftmacher Ihnen gut gefallen haben und welche weniger. Notieren Sie Ihre Erfahrungen in dieser Woche.

Diese/r Kraftmacher hat/haben mir am besten gefallen/richtig gutgetan, weil …

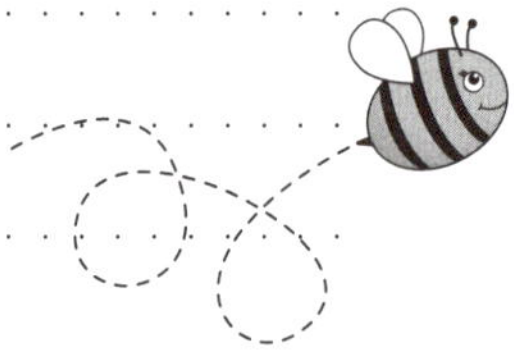

Ich baue diese/n Kraftmacher auch in der nächsten Woche wieder ein. (Notieren Sie hier den Tag und vielleicht auch die Uhrzeit.)

Diese/n Kraftmacher versuche ich vielleicht irgendwann noch mal:

Blöd war/en diese/r Kraftmacher, weil …

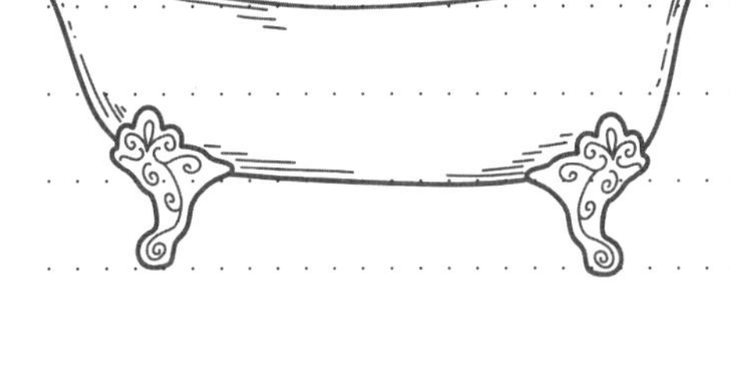

Diese/n habe ich jetzt schon regelmäßig eingebaut:

Meine Ideen dazu:

EXTRA-KRAFTMACHER ERNÄHRUNG: ROTER ENERGIEKICK ZUM TRINKEN

Der perfekte Mix, wenn Sie wieder zügig in die Gänge kommen möchten oder einen kleinen Hänger haben. Der Beeren-Honig-Mix bringt schnelle Energie, Vitamine und bioaktive Pflanzenstoffe, und der Joghurt schützt den Darm. In den Mixer kommen: 150 g TK-Beeren (oder frisch: je 50 g Johannisbeeren, Blaubeeren, Himbeeren), 1 TL Honig, 1 Joghurt, 100 ml Kokosmilch (fettreduziert).

VORBEREITUNG FÜR WOCHE 6

Diese Zutat brauchen Sie in der sechsten Woche:

- 1 kleine Tüte Ginsengwurzel aus der Apotheke oder dem Reformhaus

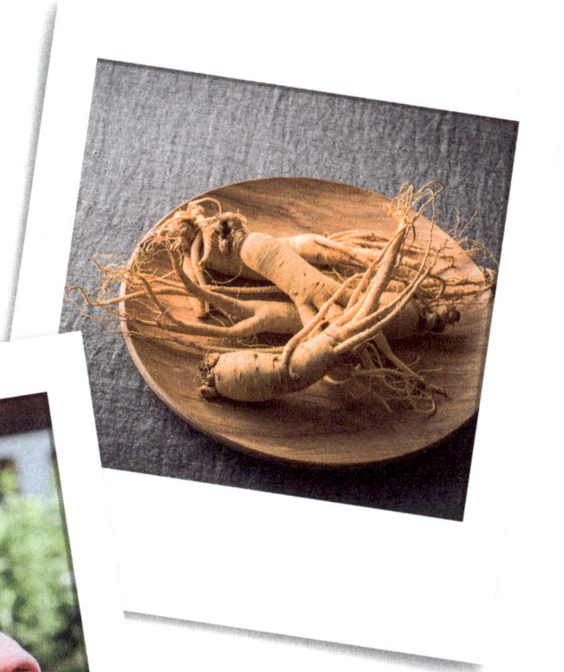

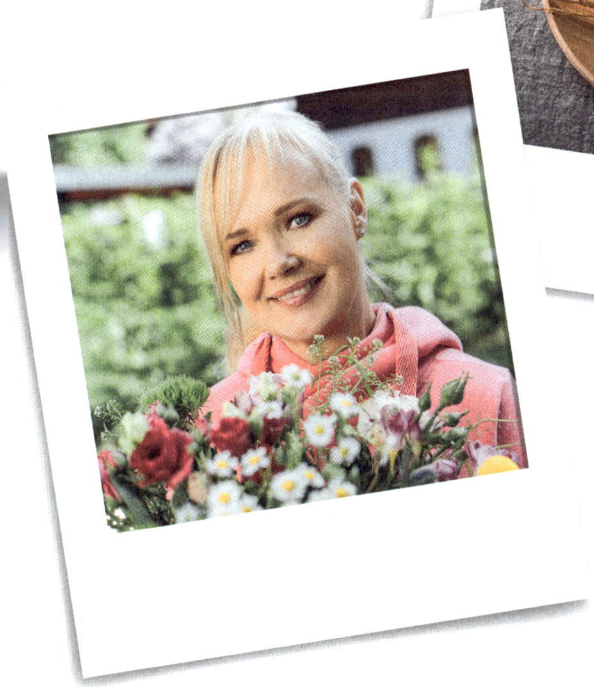

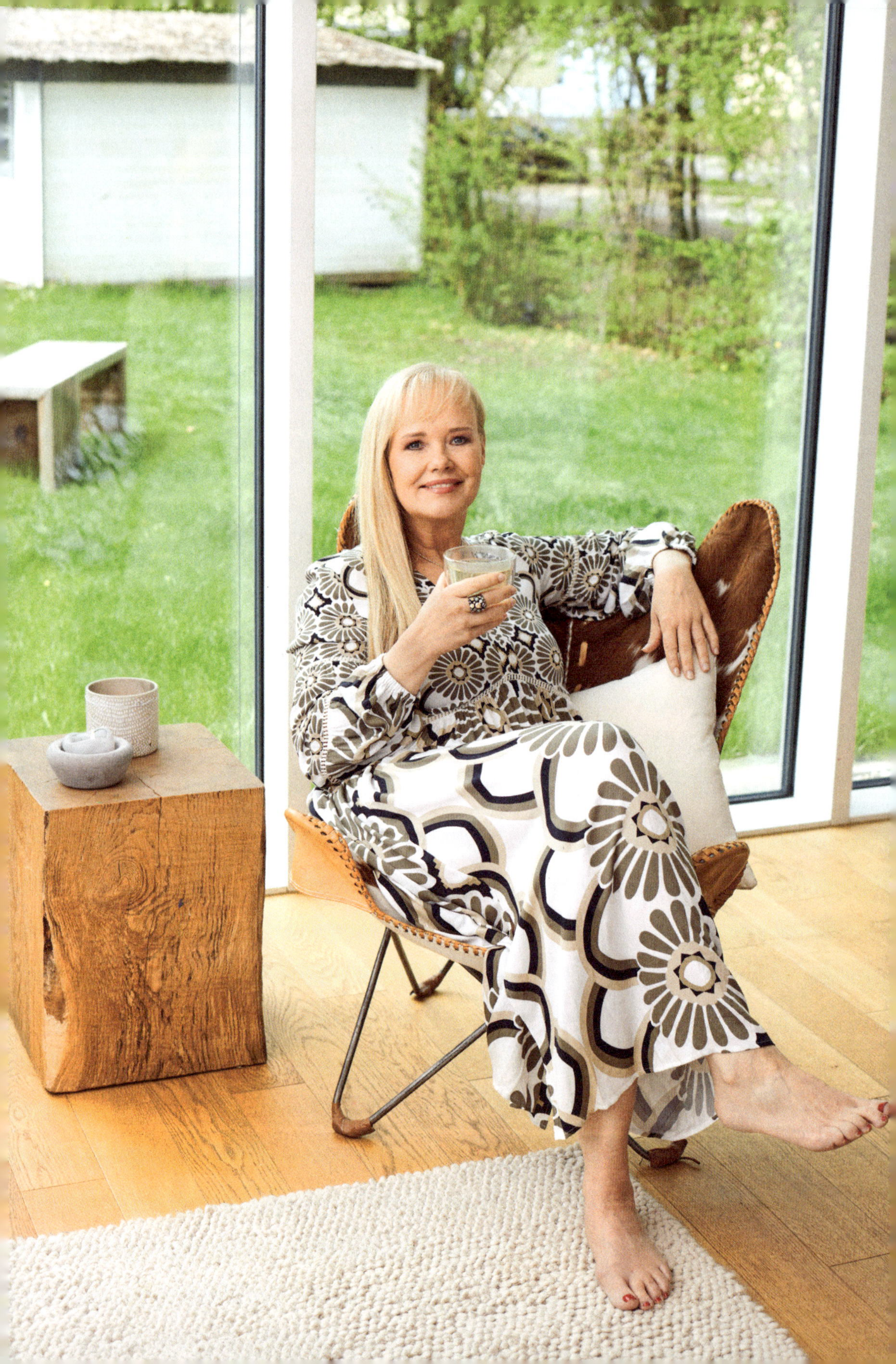

WOCHE 6

Woche 6 ist angebrochen, und Sie dürfen sich wieder auf sieben neue Begleiter freuen. Diese kitzeln Ihren Entspannungsnerv und sorgen für gute Stimmung, unterstützen Sie dabei, schöne Momente zu vertiefen, machen Sie munter mit einem asiatischen Allheilmittel, helfen Ihnen, Zufriedenheit in Ihr Leben zu lassen, Anspannung durch Muskelzittern zu vertreiben, inspirieren Sie dazu, die Welt ein bisschen besser zu machen und mit Akupressur nicht nur Ihre Gesichtszüge zu entspannen.

KRAFTMACHER 1

VAGUSKICKS

Blitzschnelle Muntermacher

AUF EINEN BLICK: Wussten Sie, dass Sie über einen »hauseigenen« Selbstberuhigungsmechanismus verfügen? Der Vagus, unser Anti-Stress-Nerv, verläuft durch den ganzen Körper und ist besonders präsent zwischen Bauch und Kopf, wo alle Emotionen entstehen. Der Ruhe- oder Erholungsnerv unterstützt sehr viele Funktionen im Körper, die uns dabei helfen, uns tief zu entspannen. Wie praktisch: Durch Mini-Übungen können Sie ihn bei Bedarf aktivieren.

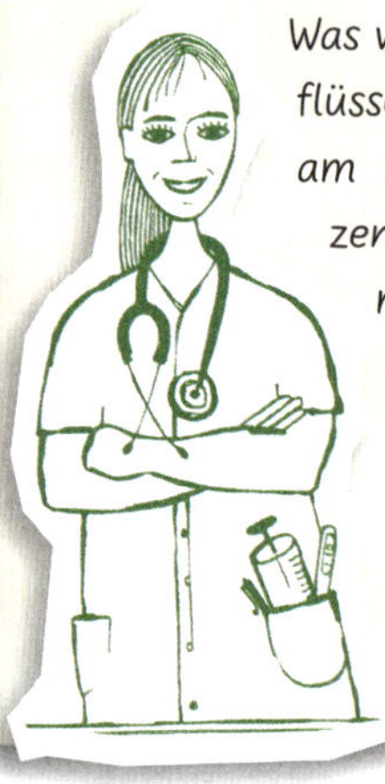

Was wir an negativen Einflüssen auf unsere Psyche am meisten unterschätzen, ist der mit unserem modernen Lebensstil verbundene Stress, dem wir uns andauernd aussetzen. Egal, ob Lärm, zu viele Menschen, Zeitnot, Verpflichtungen, Leistungsdruck – das alles tut uns nicht gut, und ich frage mich immer öfter, wofür eigentlich: Stress zehrt meist nur an unserer Lebensenergie und Freude. Dabei liegt ja bekanntlich in der Ruhe die Kraft. Probieren Sie es heute deshalb mal mit ein paar einfachen Vaguskicks, um Ihren Entspannungsnerv bewusst anzuregen.

So wirkt's

- Blutdruck und Pulsschlag normalisierend
- Muskeln entspannend
- Schmerzen lassen nach
- im Kopf wird's ruhiger

So geht's

Übung 1

Drehen Sie den Kopf langsam nach links, und fixieren Sie mit den Augen einen Gegenstand in nächster Nähe. Dann drehen Sie den Kopf langsam nach rechts und stellen sich jetzt einen Gegenstand scharf. Wiederholen Sie dies ein paarmal. Hier stimulieren die drei Augenmuskeln, die die Linse scharf stellen, direkt den Vagus.

Übung 2

Wenn Sie draußen sind, schauen Sie abwechselnd in den Himmel, auf die Bäume, Ihre Nasenspitze und kreisen den Kopf leicht.

Übung 3

Rollen Sie Ihre Zunge im Mund nach oben, und drücken Sie sie nach vorn gegen den oberen Gaumen.

Übung 4

Legen Sie beide Handflächen seitlich an den Hals, und kreisen Sie sanft zwischen Ohr und Übergang zu den Schultern über die Haut.

Merken Sie sich diese vier einfachen Übungen, und setzen Sie sie ein, wenn's stressig wird und Sie schnell wieder runterkommen möchten. Regelmäßiges Anwenden führt auch hier zum besseren Ergebnis.

Deshalb funktioniert's

Der Vagusnerv ist Teil des sogenannten Parasympathikus und Schaltstelle zwischen Gehirn und den Organen im Bauch (lat. *vagus* [umherschweifend]). Im Gegensatz zum Sympathikus, der für unsere Leistungs- und Kampfbereitschaft zuständig ist, zeichnet dieser zehnte und längste Hirnnerv verantwortlich für **Erholung, Ruhe und Verdauung.** Vom Hirnstamm im Kopf aus zieht er über den Hals und verzweigt sich über die Brust bis zum Bauch. Auf seinem Weg durch den Körper hat er Kontakt mit dem Herzen, den Nieren, der Leber, der Milz, den Verdauungs- und Geschlechtsorganen. Wird der Vagus zu selten aktiviert, kommt es leichter zu Angstzuständen, depressiven Verstimmungen, aber auch Müdigkeit und Entzündungen. Regt man den Nerv gezielt an, führt das nicht nur zu Entspannung, sondern es werden Selbstheilungsprozesse initiiert. Dies geschieht durch viele verschiedene Botenstoffe, deren Freisetzung der umherschweifende Nerv aktiviert.
Neuere Untersuchungen zeigen, wie wichtig der Vagus ist, damit wir uns gut von Stress erholen können und unser Immunsystem stark bleibt. Wenn wir unseren »Ruhenerv« regelmäßig anregen, sind wir gewappnet und kommen auch mit künftigem Stress viel besser zurecht.

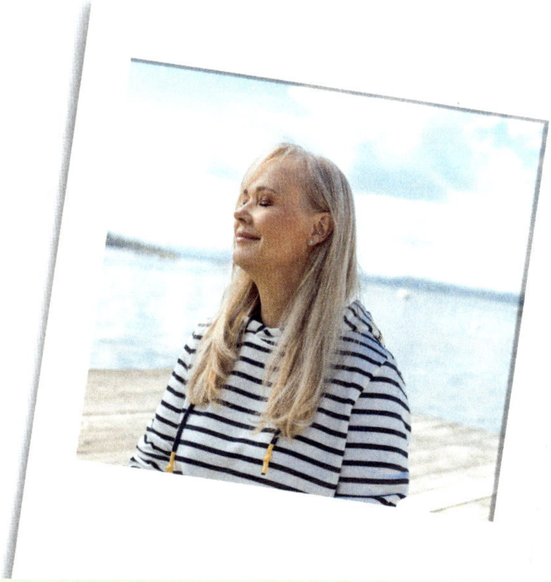

AUGENBLICK, VERWEILE DOCH …

Schöne Momente genussvoll vertiefen

AUF EINEN BLICK: Wer täglich viel um die Ohren hat, verliert oft das Gefühl für das, was alles gut an einem Tag gelaufen ist. Viel leichter erinnert man sich daran, was nicht so toll war, und nimmt das dann gleich zum Anlass, zu grübeln und sich selbst runterzuziehen. Heute drehen wir dies deshalb einmal ganz bewusst um und üben, uns an schöne Erlebnisse zu erinnern; denn die sind es, die uns vor allerlei Ungemach schützen.

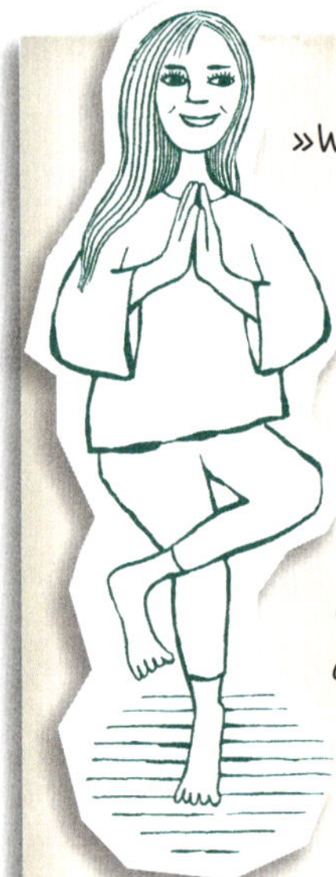

»Werd ich zum Augenblicke sagen: / Verweile doch! du bist so schön! / Dann magst du mich in Fesseln schlagen …«, heißt es in *Goethes Faust*.

Ich beneide Menschen, die völlig im Moment aufgehen können und alles andere um sich herum vergessen. Sie genießen einfach, ohne zu überlegen, ob sie ihre Zeit besser verwenden könnten. Das ist eine wunderbare Eigenschaft. Je mehr wir unser Leben zelebrieren und uns das Schöne, was uns tagtäglich begegnet, bewusst machen, desto besser werden wir unser Leben finden. Denn wer beurteilt das außer uns? Üben Sie dies heute mal, erspähen Sie den schönen Moment, und dehnen Sie ihn etwas aus – ganz ohne schlechtes Gewissen.

So wirkt's

- hilft, Stress besser zu verarbeiten
- Gesundheit und Lebensfreude nehmen zu
- Zufriedenheit und Selbstwert steigen
- macht beziehungsfreudiger und freundlicher

++++++++++ **Nur 7 Minuten?** ++++++ Ja, nach besonderen Momenten suchen +++++++++

So geht's

Sie können schöne Momente festhalten und ausdehnen:

- **Berichten Sie heute** in Ihren 7 Minuten zum Beispiel einem netten, Ihnen zugewandten Menschen von einem positiven Erlebnis; er wird sich mit Ihnen freuen.
- **Halten Sie einen schönen Augenblick** gern als Foto fest, aber verinnerlichen Sie einen eindrucksvollen Anblick auch, indem Sie die Augen schließen und Momentaufnahmen sammeln. Speichern Sie alles, was Sie sehen, spüren, riechen, fühlen.
- **Wenn etwas Gutes passiert,** freuen Sie sich darüber, und leben Sie es auch körperlich aus – gegebenenfalls, wenn Sie sich unbeobachtet fühlen –: Springen Sie in die Luft, reißen Sie die Arme hoch, machen Sie die Becker-Faust … Das alles vertieft das Hochgefühl und auch die Erinnerung daran.
- **Beglückwünschen Sie sich** zu jeder vollbrachten Leistung, also auch über die schmackhafte Kürbissuppe, die Sie gekocht haben, oder darüber, dass Sie heute schon beim Zahnarzt waren.
- **Machen Sie sich bewusst,** wie vergänglich jeder schöne Moment ist, und tragen Sie ihn im Herzen. Zum Beispiel: »Wie gern werde ich mich an diesen Anblick des Sees an einem frühen Sommermorgen erinnern, wenn es im Winter grau und kalt ist.« So bewahren Sie kostbare Augenblicke für später auf.

Deshalb funktioniert's

In der Psychologie gibt es den Forschungszweig der Genussforschung, auf Englisch *savoring* – das Auskosten. Damit bezeichnen Psychologen den ganzen Prozess rund um unser Erleben von positiven Erfahrungen. Also etwa ein Sonnenuntergang in all seinen minütlich wechselnden Farbtönungen, das freundliche Grüßen des Nachbarn morgens, die schöne Auslage beim türkischen Obststand auf dem Weg zum Bus, die nette E-Mail einer Kollegin, der Duft frisch gebrühten Tees am Nachmittag. Indem wir solche Erlebnisse ganz bewusst auskosten, »verlängern« beziehungsweise verdoppeln wir sie, wenn wir sie später in Erinnerung rufen. Um einen solchen Moment vollends genießen zu können, ist es wichtig, ihn aufmerksam wahrzunehmen und später bewusst darüber nachzudenken, was um mich herum und in mir dabei entstanden ist: das Gefühl von Glück und Zufriedenheit. Das Hamsterrad im Kopf stoppt, wir konzentrieren uns auf einen Moment, in dem alles in Ordnung ist.

Wenn wir das Positive, das wir in vielen kleinen Momenten am Tag erleben, wirklich genießen, wirkt sich das positiv auf fast alle Lebensbereiche aus, wie die Forschung zeigt. Jeder schöne Moment in unserem Alltag, den wir bewusst und ausgiebig in uns aufnehmen, schenkt unserem Leben Sinn; denn durch das Auskosten messen wir unseren Erfahrungen Wert und Bedeutsamkeit bei.

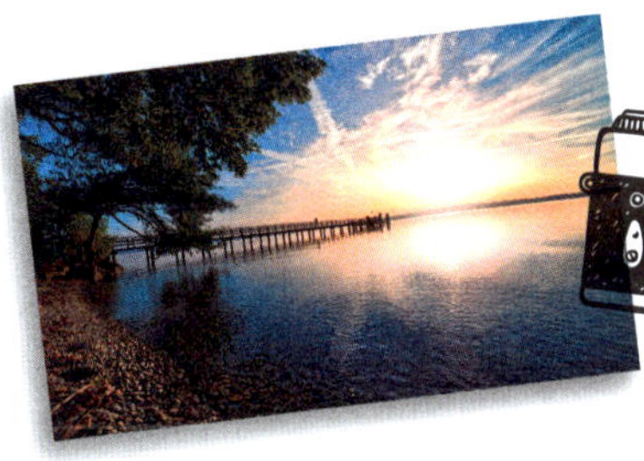

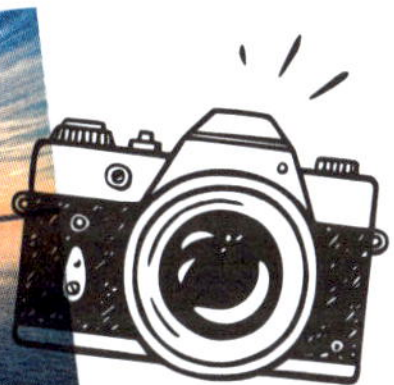

KRAFTMACHER 3

DIE WACHMACHERWURZEL

Ginseng für starke Nerven

AUF EINEN BLICK: Das »Original« kommt aus Asien und gilt in den fernöstlichen Medizinsystemen als Tonikum, also als Stärkungsmittel. Es soll gegen Erschöpfung und Müdigkeit helfen und das Immunsystem richtig stark machen. Heute nehmen Sie sich mal Zeit für eine Tasse Tee der besonderen Art. Ginseng schmeckt leicht süßlich, da könnten Sie sich vielleicht sogar dran gewöhnen.

Oha, jetzt kommt bestimmt wieder die Welle der Kaffeetrinker-Enttäuschung. Warum denn nur ein Tee? Weil er wirkt und schmeckt, wenn man ihm 'ne Chance gibt, würde ich sagen. Ich habe früher auch fast nur Kaffee getrunken – mit viel Milch –, in der Hoffnung, mich zwischen Windeln und Wortgefechten wach zu halten, ich verabschiede mich aber immer mehr davon. Das Koffein pusht ja nur, wenn man es nicht ständig trinkt (Gewöhnung auch hier), und Tees sehen vielleicht nicht so lässig aus, aber tun einfach gut. Denn sie enthalten Wirkstoffe und wärmen uns von innen. Wer sich oft schlapp fühlt oder weiß, dass große Anstrengungen auf ihn warten, profitiert vom heutigen Tee oder sogar einer Ginseng-Kur.

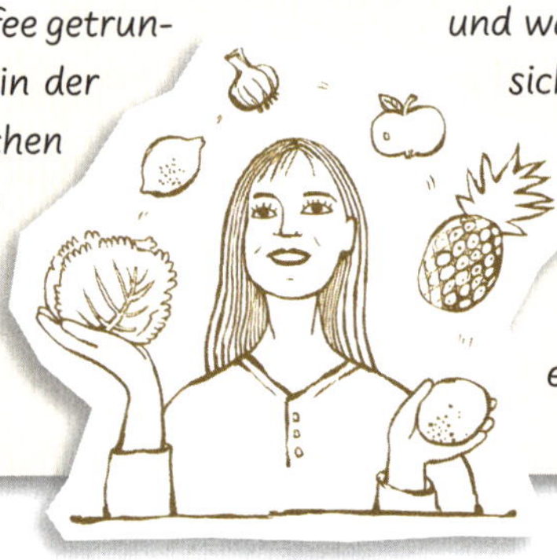

So wirkt's

- erhöht die Belastbarkeit
- beugt Erkältungen vor
- vitalisiert bei Erschöpfung
- unterstützt die Regeneration nach einer Krankheit

So geht's

Getrocknete Ginsengwurzel bekommen Sie in der Apotheke oder im Reformhaus. Kühl und trocken gelagert, ist sie mindestens ein Jahr haltbar. Es gibt aber auch Aufgussbeutel und Instanttees.

Ginsengtee

Eine stärkende Ginseng-Kur dauert drei Monate. Trinken Sie einfach täglich eine Tasse wie oben beschrieben. 1–2 g Ginseng entsprechen der maximal empfohlenen Dosis am Tag. Falls Sie eine zweite Kur machen möchten, bitte erst mal eine zwei- bis dreimonatige Pause einlegen.

Für 1 Tasse (Tagesdosis) benötigen Sie 1 bis 2 g (½ TL) Ginsengwurzel (1 TL wären etwa 3,5 g). Mit 150 ml gekochtem, etwas abgekühltem Wasser übergießen. 5 bis 10 Minuten abgedeckt ziehen lassen. Durch ein Sieb in eine zweite Tasse abseihen, nach Belieben etwas süßen und schluckweise genießen.

Vorsicht: Bei Diabetes und Bluthochdruck sowie der Einnahme von gerinnungshemmenden Medikamenten Ginseng nur nach Rücksprache mit der Hausärztin verwenden. Schwangere und Stillende sollten besser auf ihn verzichten.

Deshalb funktioniert's

Ginseng gehört zur Gattung Panax (gr. *pánax* [Allheilkraut]). Dabei steckt in der vielverzweigten Wurzel alles, was der Ginseng an Kraft zu bieten hat. Dazu gehören Ginsenoside und viele andere Wirkstoffe, außerdem kleinere Mengen an zellschützenden sekundären Pflanzenstoffen in Form von ätherischem Öl. Je älter die Wurzel ist, desto mehr Wirkstoffe enthält sie; deshalb wird sie normalerweise erst nach sechs bis sieben Jahren geerntet, was auch den eher stattlichen Preis erklärt.

In China wurde die Pflanze einst so hoch geschätzt, dass die Wurzel nur für Kaiser und Könige gesammelt werden durfte. Anfang des 18. Jahrhunderts brachten Kaufleute Ginseng nach Europa, wo es als Heilmittel für die Nieren, als Analeptikum (anregend auf das zentrale Nervensystem) und Stärkungsmittel bei nachlassender Potenz eingesetzt wurde. Um weißen Ginseng herzustellen, wird die Wurzel mit ihren vielen Verzweigungen an der Sonne getrocknet. Der rote Ginseng gewinnt seine Farbe durch die Behandlung über heißem Wasserdampf. Als am hochwertigsten gilt der aus Korea stammende Ginseng. Eine gut kräftigende Wirkung entsteht vor allem durch Wirkstofflevel im Körper, sodass sich die Kur über Wochen empfiehlt.

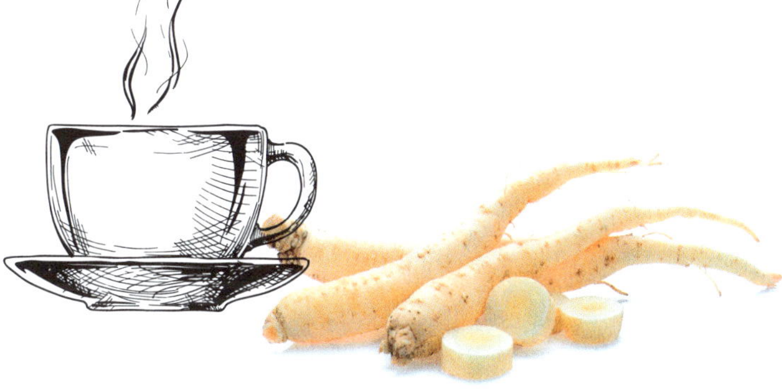

KRAFTMACHER 4

ICH SCHAFFE DAS!

Zufrieden durch erreichbare Ziele

AUF EINEN BLICK: Wussten Sie, dass Zufriedenheit das stabilste gute Gefühl ist und viel länger anhält als Freude oder Glück? Einer der wichtigsten Wege dorthin ist, sich Lebensziele so zu setzen, dass sie wirklich erreichbar sind. Dann schenken Sie uns geistig-seelisches Wohlbefinden und tiefe Zufriedenheit. Fangen wir mit einem Tagesziel an.

Ich gebe es nicht gern zu, aber ich gehöre auch zu denen, die sich den größten Teil ihres Lebens immer zu Jahresbeginn geschworen haben, endlich 10 kg abzunehmen. Jedes Jahr hat es natürlich nicht geklappt, aber mich megafrustriert. Wenn's dann eh nicht geht, hab ich gleich wieder noch mehr gegessen, und es ist ja klar, was dann das Ergebnis war. Enttäuschung, Unzufriedenheit und noch ein paar Kilos mehr. Bis ich verstanden habe, dass ich meine Ziele realistischer und auch positiver setzen muss. Ich probiere es jetzt mit weniger Kilos, Mahlzeiten weglassen oder weniger Süßes. Tag für Tag aufs Neue mit kleinen Zielen. Das funktioniert, kostet mich viel weniger Kraft und nagt auch nicht so an meinem Selbstwert, wenn es nicht gleich klappt.

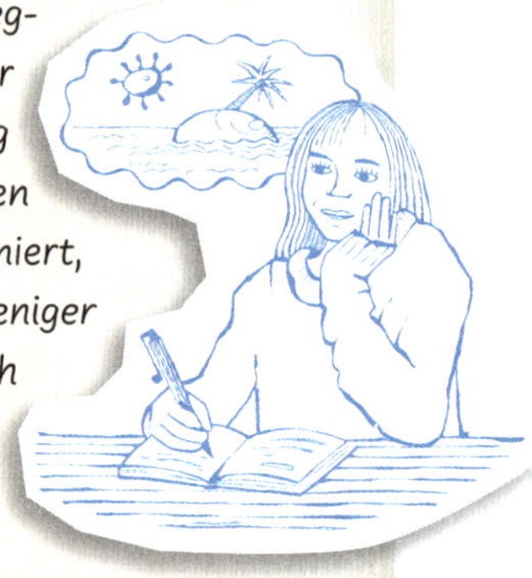

So wirkt's

- ermöglicht Wachstum und Weiterentwicklung
- macht zufriedener
- vermittelt das Gefühl, sein Leben unter Kontrolle zu haben
- Stress reduzierend

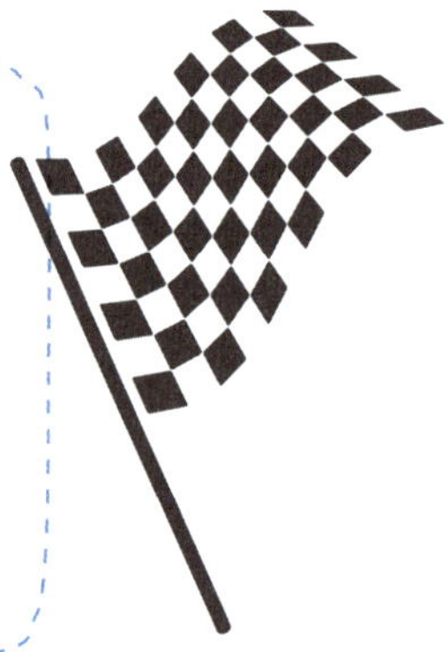

Nur 7 Minuten? 3 bis 4 Minuten fürs Tageszielsetzen

So geht's

Versuchen Sie, sich von Wünschen frei zu machen, die heißen: *»Ich sollte eigentlich … «, »Ich müsste auch … «,* und zwar »… mehr Spaß haben«, »… mehr Geld besitzen«, »… schlanker sein«, »… besser werden« und so fort. Denken Sie daran, dass unser Leben bei allen Bemühungen nie perfekt sein kann. Das allein entlastet schon. Konzentrieren Sie sich darauf, dass ein Ziel wirklich erreichbar ist, auch wenn es sich nur um Kleinigkeiten handelt. Suchen Sie ein Thema aus, das Sie verändern möchten und bei dem ein Ziel sichtbar ist: »Ich möchte jeden Tag mehr Bewegung haben.« Oder: »Ich wünsche mir mehr Kontakte zu anderen Menschen.«

- **Entscheiden Sie sich am besten morgens** nach dem Aufstehen für *ein* Ziel, das Sie heute verfolgen möchten. Überlegen Sie beim Zähneputzen, wie der Tag heute laufen soll. Wie möchten Sie ihn gut für sich nutzen? Wollen Sie etwas für Ihre Gesundheit tun? Ziel: »Ich gehe um 17 Uhr aus dem Büro und mache einen halbstündigen Spaziergang.« Oder möchten Sie Ihre Komfortzone ein wenig erweitern und etwas Neues wagen. Ziel: »Ich rufe heute im Fitnessstudio an und vereinbare einen Schnupperkurs.«
- **Formulieren Sie Ihr Ziel immer positiv:** Ein »Hin-zu«-Ziel motiviert wesentlich mehr und langfristiger als ein »Weg-von«-Ziel (»Ich möchte sportlicher sein« oder »Ich möchte neue Leute kennenlernen«.
- **Am Ende des Tages nehmen Sie** sich kurz Zeit, um den Tag *Revue passieren* zu lassen. Konzentrieren Sie sich auf Erreichtes und was Ihnen gut gelungen ist. Und wenn Sie Ihr Ziel nicht erreicht haben, fragen Sie sich, woran es gelegen hat, und probieren es morgen noch mal. Oder Sie verändern das Ziel.

Deshalb funktioniert's

Als zufriedener Menschen verströmen Sie Kraft und Gelassenheit, man fühlt sich wohl in Ihrer Gegenwart. Sie ruhen in sich und sind mit Ihrem Leben im Großen und Ganzen einverstanden. Das ist eine gute Ausgangsbasis für körperlich-seelisches Wohlbefinden. Die Art, wie wir Ziele setzen, ist dabei für unsere Lebenszufriedenheit entscheidend, wie eine Studie an der Universität Basel gezeigt hat. Denn wenn wir Ziele nicht erreichen können, sind sie ein Quell für Unzufriedenheit. Wie wir unsere Lebensziele wählen – auch die kleinsten – und wie wir sie angehen, spielt bei der Entwicklung unserer Zufriedenheit also eine große Rolle. Denn jedes Lebensziel ist Ausdruck unserer Persönlichkeit und unseres inneren Kompasses. Erreichte Ziele, so das Fazit der Psychologen, können maßgeblich dazu beitragen, wie wir unser Leben wahrnehmen. Dabei geht es nicht nur darum, *ob* wir unser Ziel erreichen.

Auch das *Was* ist sehr wichtig. So können bestimmte Lebensziele schon eine Wirkung entfalten, bevor sie gänzlich erreicht sind. Der Weg wird zum Ziel. Wer sich in der Studie zum Beispiel Gesundheit oder bessere soziale Beziehungen gewünscht hatte, war schon schnell zufriedener mit kleineren Verbesserungen hinsichtlich seines Lebensstils (»Ich esse jetzt jeden Morgen Joghurt, das tut mir gut«) oder Freundschaften (»Ich kümmere mich um ein Ehrenamt, da tue ich etwas Sinnvolles«).

SHAKE IT, BABY!

Anspannung wegzittern

AUF EINEN BLICK: Wenn wir gestresst oder vor Angst wie erstarrt sind, kann es sein, dass wir uns gleich danach unwillkürlich schütteln. So als ob wir uns damit wieder aus der Schockstarre befreien. Kleine Kinder und auch Tiere zittern häufiger, wenn sie unter Druck stehen. Erwachsene haben sich das oft abtrainiert. Dabei können wir diese natürliche Körperreaktion bewusst einsetzen, um Verspannungen zu lösen und lähmende Angst abzuschütteln. Unter Profis heißt die Methode »neurogenes Zittern«.

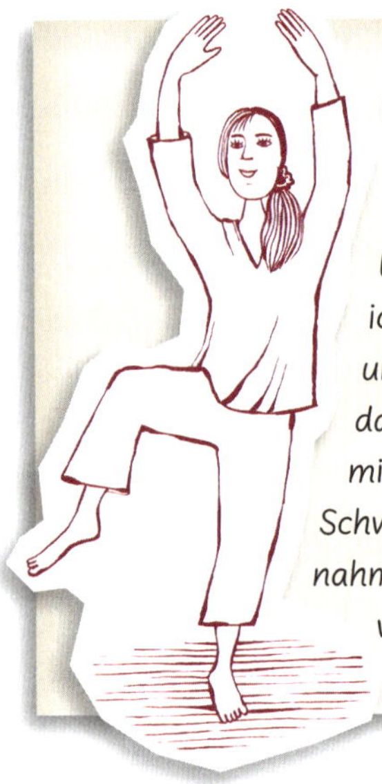

Über dreißig Jahre war ich total stolz darauf und glücklich darüber, dass ich nie einen Autounfall hatte. Bis es dann passierte und mir jemand mit vollem Schwung die Vorfahrt nahm. Der Knall war wirklich ohrenbetäubend, ich höre jetzt noch schlecht auf der Seite. Als ich alles kapiert hatte, sprang ich aus dem Auto und stand vor meinen auf der Straße verteilten Wrackteilen, und zwar zitternd wie Espenlaub. Beängstigend und faszinierend, was der Körper da mit einem macht – und noch mehr, dass man dies wiederum nutzen kann, um seine Psyche dazu zu bewegen, sich zu entspannen.

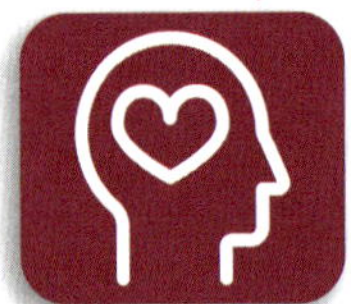

So wirkt's

- hilft gegen Angst und Prüfungsstress
- besänftigt Spannungskopfschmerz
- beruhigend
- emotional ausgleichend

So geht's

Jede Zitterübung besteht aus den Elementen Haltung, Dehnung und Anspannung. Ich zeige Ihnen hier eine einfache zum Ausprobieren. Suchen Sie sich einen Platz, an dem Sie 7 Minuten niemand stört:

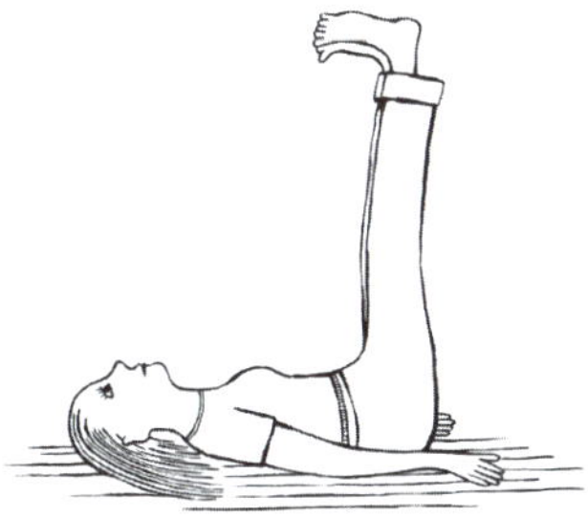

- Legen Sie sich am Boden auf einen Teppich oder eine Yogamatte, die Arme liegen neben dem Oberkörper, die Handflächen zeigen zum Boden.
- Heben Sie die Beine an, strecken Sie sie durch, und ziehen Sie die Zehen an. Es entsteht eine Spannung in Ihrem Unterbauch.
- Nach etwa einer Minute wird Ihr Lendenmuskel anfangen, unwillkürliche Bewegungen zu machen – durch ein Vibrieren oder Zucken. Lassen Sie dieses Zittern geschehen. Halten, solange es angenehm oder möglich ist. Dann lockerlassen und nachspüren.

Sollte es nicht gleich klappen, üben Sie einfach immer weiter. Bei manchen gelingt das Zittern sofort, andere brauchen ein paar Anläufe.

Deshalb funktioniert's

Wie wir körperlich auf Angst oder Panik reagieren, ist immer gleich. Ein neurophysiologischer Prozess leitet die Kampf-oder-Flucht-Reaktion ein (engl. *fight or flight*). Wenn das nicht möglich ist, reagiert der Körper mit dem Totstellreflex, dem Erstarren (engl. *freezing*). Ist das Schockerlebnis überwunden, löst sich die Starre auf, und der Körper beginnt zu zittern. Diese Reaktion ist wichtig, denn darüber leiten wir Anspannung ab und Entspannung ein. Sobald wir es unterdrücken, verharren wir in der ängstlichen, uns lähmenden Habtachtstellung, und der Stresshormonspiegel kann nicht absinken, auch wenn die angstauslösende Situation längst vorbei ist. Für die Therapie von traumatisierten Menschen hat der Psychotherapeut David Berceli das sogenannte neurogene oder autonome Zittern entwickelt. Darunter versteht man verschiedene Übungen, mit denen man bewusst ein Zittern auslösen kann: Abgekürzt werden sie mit TRE (*Tension and Trauma Releasing Exercises* [Übungen zu Abbau von Anspannung und Trauma]). Berceli zufolge stehen die tief liegenden Psoasmuskeln bei Traumatisierungen im Mittelpunkt des Körpergeschehens. Diese verbinden in der Körpermitte den Rücken mit dem Becken und den Beinen. Bei Angst und Panik ziehen sich diese Muskeln zusammen, um die lebenswichtigen Organe zu schützen. Das anschließende Zittern löst die Spannung jener tief sitzenden Muskelgruppe. Dem Gehirn wird über das zentrale Nervensystem signalisiert, dass die Bedrohung vorüber ist. Wenn Sie das neurogene Zittern regelmäßig anwenden (es gibt die verschiedensten Übungen dazu), fördert es die Entspannung, eine tiefere Atmung, eine bessere Körperwahrnehmung und emotionale Ausgeglichenheit.

KRAFTMACHER 6

BITTE RECHT FREUNDLICH!

Mehr Herzlichkeit in die Welt bringen

AUF EINEN BLICK: Wussten Sie, dass es viel besser für Sie ist, freundlich zu sein als reich? Viel Geld zu haben, ist cool, klar, aber Freundlichkeit fördert unser körperliches und geistiges Wohlbefinden und macht uns auch noch erfolgreicher, haben Studien gezeigt. Heute werden also die Ellbogen angelegt, Sie tragen ein Lächeln auf den Lippen und schauen offen in die Augen Ihres Gegenübers. Üben Sie, noch freundlicher zu sein, als Sie es sicher vorher schon waren.

Wer schon mal in den USA oder Australien war, weiß, dass der allgemeine Umgang miteinander da etwas geländegängiger ist als hier. Die Leute sind freundlich, haben immer ein »Wie geht's?« auf den Lippen, und man bekommt auch schnell mal 'ne Einladung zum Kaffee. Darüber hinaus passiert dann allerdings oft nicht viel. Echte Freundschaften sind etwas anderes, aber der Umgangston ist einfach nett. Lange Zeit habe ich das abgetan als oberflächliches Getue, doch es macht etwas mit einem. Man entspannt sich nämlich eher in der Öffentlichkeit (weil man keine Angst davor hat, wie vielfach in Deutschland zurechtgewiesen zu werden, wenn irgendwem was nicht passt), und man wird selbst freundlicher – was sich richtig gut anfühlt.

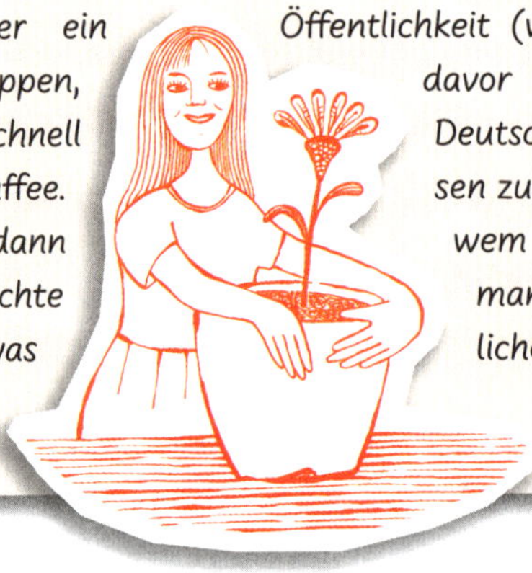

So wirkt's

- emotional bereichernd
- herzerwärmend
- energetisierend
- harmonisierend

So geht's

Am besten ist es natürlich, wenn wir uns täglich in Freundlichkeit üben. Dann fällt uns dies auch von Tag zu Tag leichter:

- **Zuerst** stellen Sie für sich eine *neue Regel* auf. Sie versuchen ab heute, zu jedem Fremden, mit dem Sie es tun haben, der Verkäuferin im Supermarkt oder einem Menschen, der Ihnen auf der Straße entgegenkommt, nett zu sein. Sie müssen nicht gleich etwas Freundliches sagen, ein Lächeln reicht. Sie werden sehen, es lohnt sich. Die meisten Menschen reagieren positiv auf Freundlichkeit.
- **Für Fortgeschrittene:** *Zeichnen Sie Menschen offen dafür aus, dass sie freundlich sind.* Loben Sie sie dafür. Bedanken Sie sich für ein angenehmes Gespräch, egal, ob es das Ergebnis brachte, das Sie sich gewünscht hatten. Bewerten Sie Freundlichkeit höher als materiellen Erfolg.
- **Nächster Schritt:** Überprüfen Sie vorher, *mit welcher Einstellung Sie heute in Begegnungen oder Gespräche mit anderen Menschen gehen.* Sind Sie schnell im Wettbewerb mit anderen, oder werden Sie rasch kratzbürstig? Betrachten Sie sich aufmerksam. Können Sie das nächste Mal aktiv freundlicher sein, auch wenn Ihr Gegenüber nicht besonders nett ist? Dies trägt dazu bei, dass sich auch ein schwieriges Gespräch in einem freundlichen, wertschätzenden Rahmen bewegen kann.

Deshalb funktioniert's

Nett zu sein, hat immer das Ziel, dass es dem anderen besser geht und nicht einem selbst. Psychologen, die sich mit Freundlichkeit befassen, beschreiben, dass sich im Lauf der Menschheitsgeschichte ein bestimmter psychologischer Mechanismus bei uns herausgebildet hat, der uns spüren lässt, wie kooperativ die Menschen um uns herum sind. Deshalb hat jeder von uns Sensoren dafür, ob wir uns in einem Umfeld befinden, in dem es sich lohnt, auch kooperativ zu sein.

Nehmen wir Signale wahr, dass andere Menschen sich wohlgesinnt zeigen, dann motiviert uns das, auch freundlich zu sein. Bemerken wir allerdings, dass sie egoistisch und unhöflich sind, so spiegeln wir das ebenfalls wider und verhalten uns ähnlich. Dabei ist Freundlichkeit eine besondere Form des menschlichen Miteinanders, weil sie nicht zielorientiert ist. Sie ist »erst einmal so da«, damit sich alle wohlfühlen. Das bedeutet im Zweifelsfall, anderen Menschen auch zu helfen, obwohl man kein gemeinsames Ziel hat oder etwas davon erwartet.

Seit mehr als zehn Jahren wird die weitreichende Wirkung von Freundlichkeit am UCLA Bedari Kindness Institute erforscht. Am Ende, so hat sich in verschiedenen Versuchsreihen gezeigt, geht es allen Beteiligten besser, weil jeder, der einem anderen hilft, zumindest indirekt dafür belohnt wird. Die Beweise dafür, dass Freundlichkeit sich positiv auf unser geistiges und körperliches Wohlbefinden auswirkt, sind enorm. Oder, um den Anthropologie-Professor Daniel Fessler zu zitieren: »Wenn Sie gesund sein und nicht sterben wollen, sind Sie besser dran, wenn Sie freundlich sind, als wenn Sie reich sind. Arm zu sein ist schlecht für die Gesundheit, aber solange Sie nicht arm sind, ist es besser, freundlich zu sein als reich.«

AUGENWECKER

Stress weg und wach mit Akupressur

AUF EINEN BLICK: Akupressurpunkte auf der Haut zu drücken, regt die feinstofflichen Energiebahnen im Körper (Meridiane) an und kann unsere Körperenergie wieder ins Gleichgewicht bringen. In der Traditionellen Chinesischen Medizin (TCM) ist diese Balance der Schlüssel zur Gesundheit. Mit dieser Methode schenken Sie sich heute eine Beauty-Einheit für entspannte Gesichtszüge und eine Extraportion Kraft.

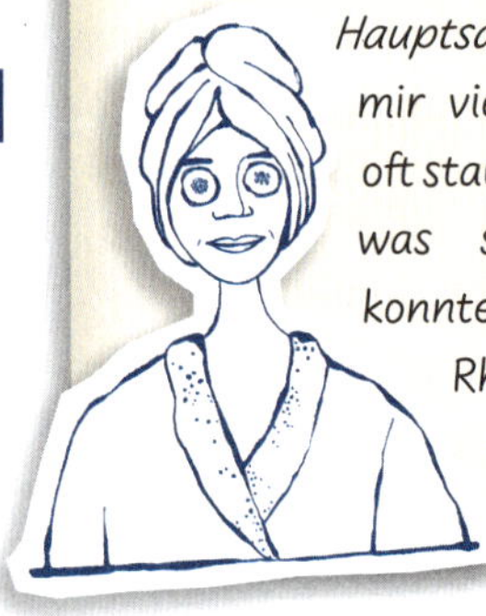

Vielleicht erinnern Sie sich noch an Frau Lu, unsere Akupunkteurin der Sendung Hauptsache Gesund. Sie hat mir vieles beigebracht, und oft staunte ich nicht schlecht, was sie alles behandeln konnte – von Tinnitus bis Rheuma. Einmal war ich bei ihr, weil sich eine schwere Grippe in mir anbahnte. Schwups, verpasste sie mir ein paar Nadeln, und eine Stunde später ging es mir so gut, dass ich die Grippe ganz vergessen hatte und joggen konnte. Die Akupressur ist die kleine Schwester der Akupunktur für den Hausgebrauch. Probieren Sie heute mal ein paar Punkte, die den Kopf entspannen und frei machen.

So wirkt's

- beruhigt erschöpfte Augen
- glättet Fältchen
- Stress reduzierend
- vitalisiert, macht wach

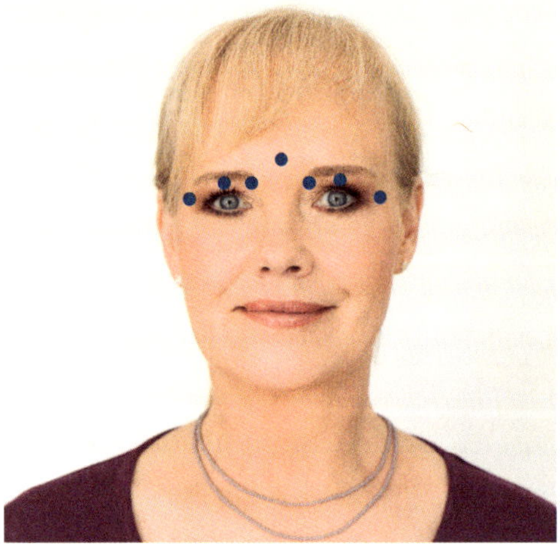

So geht's

Einige Akupressurpunkte können Sie mit den Fingerspitzen erspüren, da sie druckempfindlich sind und manchmal kleine Höhlungen bilden. Versuchen Sie, die folgenden Stellen mit sanftem Druck zu massieren:

- Waschen Sie Ihre Hände mit warmem Wasser, und trocknen Sie sie gut ab.
- Atmen Sie ruhig in Ihrem Atemrhythmus, und beginnen Sie mit der Akupressur.
- Mit dem Daumen drücken Sie etwa eine Minute den Punkt Yintang zwischen und etwas über den Augenbrauen, das sogenannte »Dritte Auge«.
- Dann drücken Sie mit den Kuppen der Ringfinger die beiden Punkte Blase 2 (am inneren Ende der Augenbrauen oberhalb der Nasenwurzel). Dreimal wiederholen.
- Mit den beiden Zeigefingerspitzen jetzt die beiden Magen-2-Punkte drücken. Wenn Sie geradeaus sehen, liegen diese genau unterhalb der Knochen der Augenhöhlen in der Mitte. Auch dreimal wiederholen.
- Mit den Mittelfingerkuppen nun die Punkte Taijang kreisförmig bearbeiten, einmal nach vorn, einmal nach hinten. Die Punkte liegen außen zwischen dem äußeren Ende der Augenbrauen und dem äußeren Augenwinkel. Dreimal in jeder Richtung wiederholen.
- Jetzt bearbeiten Sie wieder mit kreisförmigem Druck die Punkte »scheinende Augen«, die in der Mitte knapp unterhalb der Augenbrauen liegen. Dreimal wiederholen.

Deshalb funktioniert's

Seit Jahrtausenden spielt die Erhaltung der körperlichen und geistigen Gesundheit in der asiatischen Heilkunde eine große Rolle. Die Pflege der Schönheit und Vitalität gehört in diesen ganzheitlichen Systemen selbstverständlich dazu; es geht auch darum, Krankheiten gar keinen Raum zur Entwicklung zu geben. Vorbeugung ist ein zentraler Gedanke.

Die TCM geht davon aus, dass sich über den ganzen Körper verteilt auf Leitungsbahnen bestimmte Energiepunkte befinden. Zwölf Hauptbahnen oder -meridiane sind es, die durch den Körper laufen, jede beeinflusst ein bestimmtes Organsystem. Wenn wir müde sind und uns schlapp fühlen, ist der TCM zufolge der Energiefluss auf einem dieser Meridiane gestört und kann durch Stechen mit einer Akupunkturnadel oder durch Drücken wie bei der Akupressur »deblockiert« werden, damit die Lebensenergie Chi wieder fließt.

Vor allem Akupunktur wird heute weltweit angewandt, um beispielsweise Kopfschmerz und Migräne oder auch Kreuzschmerz und Gelenkarthrose zu behandeln. Der Grundlagenforschung zufolge ist wohl ein Teil der beobachteten Wirkungen darauf zurückzuführen, dass durch die Behandlung des Gewebes mit Nadeln oder Druck bestimmte Botenstoffe freigesetzt oder schmerzleitende Nervenfasern beruhigt werden.

ANKERTAG

Die sechste Woche ist vorbei, und Sie haben aus den sieben Lebensstilbereichen jeweils einen Kraftmacher ausprobiert. Welchen fanden Sie super, welchen ganz okay oder einfach nur blöd? Kreuzen Sie den entsprechenden Smiley an:

KRAFT-MACHER 1	**Vaguskicks** *Blitzschnelle Muntermacher (Seite 124)*	☺ 😐 ☹
KRAFT-MACHER 2	**Augenblick, verweile doch ...** *Schöne Momente genussvoll vertiefen (Seite 126)*	☺ 😐 ☹
KRAFT-MACHER 3	**Die Wachmacherwurzel** *Ginseng für starke Nerven (Seite 128)*	☺ 😐 ☹
KRAFT-MACHER 4	**Ich schaffe das!** *Zufrieden durch erreichbare Ziele (Seite 130)*	☺ 😐 ☹
KRAFT-MACHER 5	**Shake it, Baby!** *Anspannung wegzittern (Seite 132)*	☺ 😐 ☹
KRAFT-MACHER 6	**Bitte recht freundlich!** *Mehr Herzlichkeit in die Welt bringen (Seite 134)*	☺ 😐 ☹
KRAFT-MACHER 7	**Augenwecker** *Stress weg und wach mit Akupressur (Seite 136)*	☺ 😐 ☹

Üben Sie heute möglichst die Kraftmacher, die Ihnen gefallen haben, noch mal. Manches geht dann gleich noch leichter und fixer. Wenn Sie nur 7 Minuten Zeit haben, suchen Sie Ihren Favoriten raus und markieren sich die anderen für die nächsten Ankertage, oder bauen Sie sie, wo es passt, unter der Woche ein. Alle neutralen Smileys kommen dann auch vielleicht mal wieder zum Einsatz. Sollte Ihnen gar nichts gefallen haben, schauen Sie, was Ihnen die letzten Wochen gutgetan hat, und wiederholen einen dieser Kraftmacher.

RÜCKBLICK

Hier können Sie notieren, welche der Kraftmacher Ihnen gut gefallen haben und welche weniger. Notieren Sie Ihre Erfahrungen in dieser Woche.

Diese/r Kraftmacher hat/haben mir am besten gefallen/richtig gutgetan, weil …

Ich baue diese/n Kraftmacher auch in der nächsten Woche wieder ein. (Notieren Sie hier den Tag und vielleicht auch die Uhrzeit.)

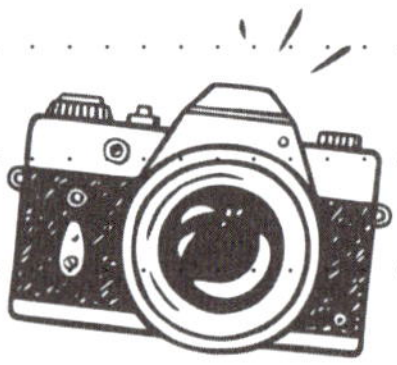

Diese/n Kraftmacher versuche ich vielleicht irgendwann noch mal:

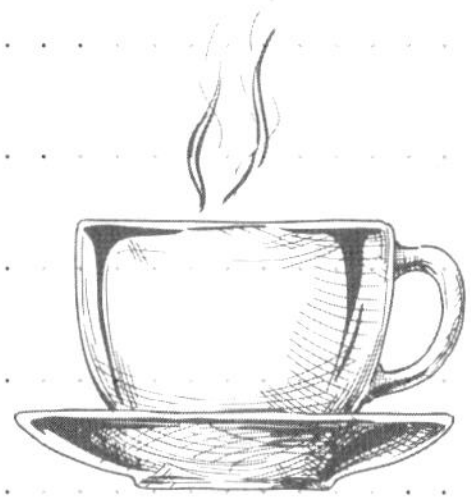

Blöd war/en diese/r Kraftmacher, weil …

Diese/n habe ich jetzt schon regelmäßig eingebaut:

. . . .

. . . .

. . . .

. . . .

Meine Ideen dazu:

. . . .

. . . .

. . . .

. . . .

. . . .

. . . .

EXTRA-KRAFTMACHER GESUNDHEIT: NOCH EIN VAGUSKICK

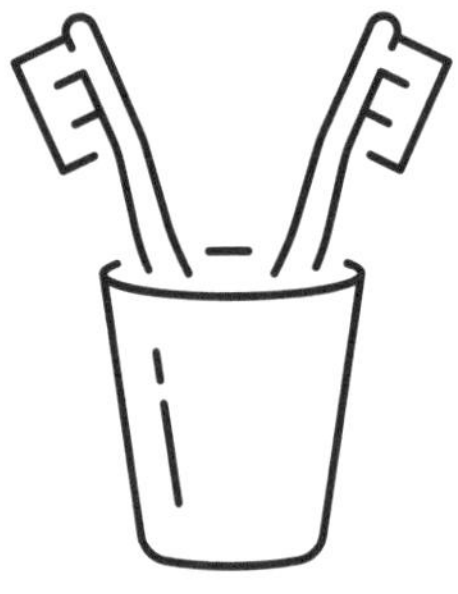

Einfach morgens nach dem Zähneputzen ausgiebig gurgeln. Der Vagusnerv, der an den Stimmbändern und entlang der Speiseröhre verläuft, wird so aktiviert.

VORBEREITUNG FÜR WOCHE 7

Diese Zutaten und Utensilien brauchen Sie für die Kraftmacher in der siebten Woche:

- Für die Drinks:
  - → Ashwagandha-Pulver (Reformhaus)
  - → Granatapfel-Direktsaft
  - → Honig
  - → Vanillepulver (Reformhaus)
  - → Chili
  - → Milch oder Pflanzendrink
  - → Fruchtsaft
  - → Muskatnuss
  - → Zimtpulver

- Für die »Garten«arbeit:
  - → Nach Belieben: Anzuchterde
  - → Anzuchtschalen
  - → Sämlinge für Sprossen
  - → Frischhaltefolie
  - → Dunkles Vlies (alles im Gartencenter oder Baumarkt)

- Für die Ayurveda-Massage:
  - → Yogi- oder Ingwertee
  - → Garshan-(Rohseiden-)Handschuh (Drogerie, Internet) oder rauer Frotteehandschuh
  - → Körperöl

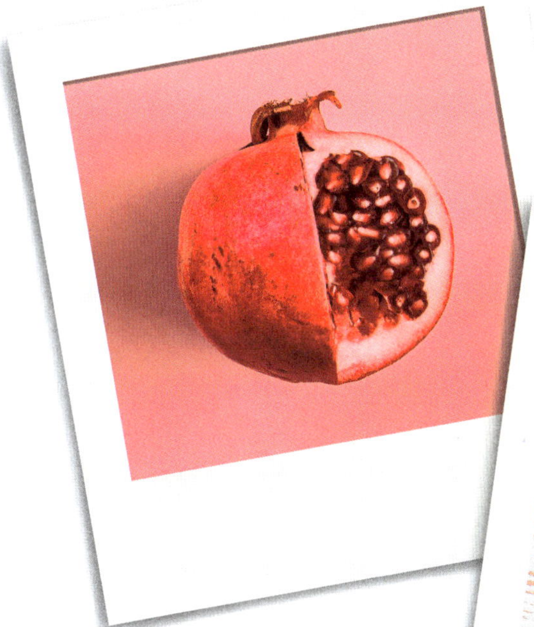

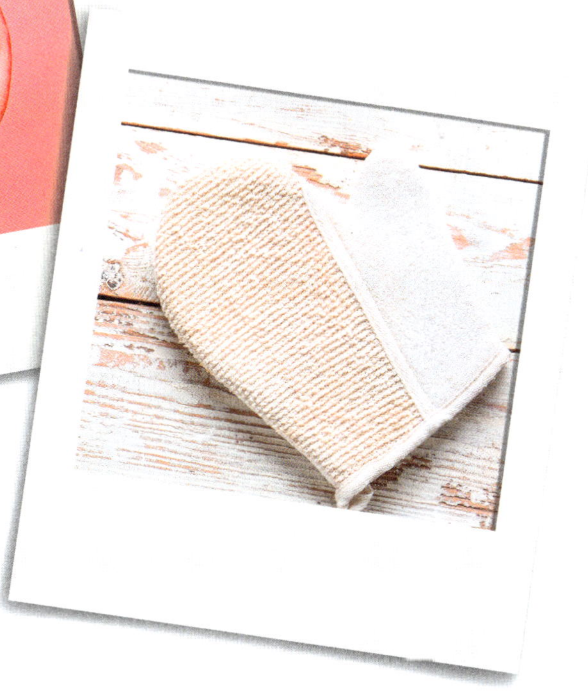

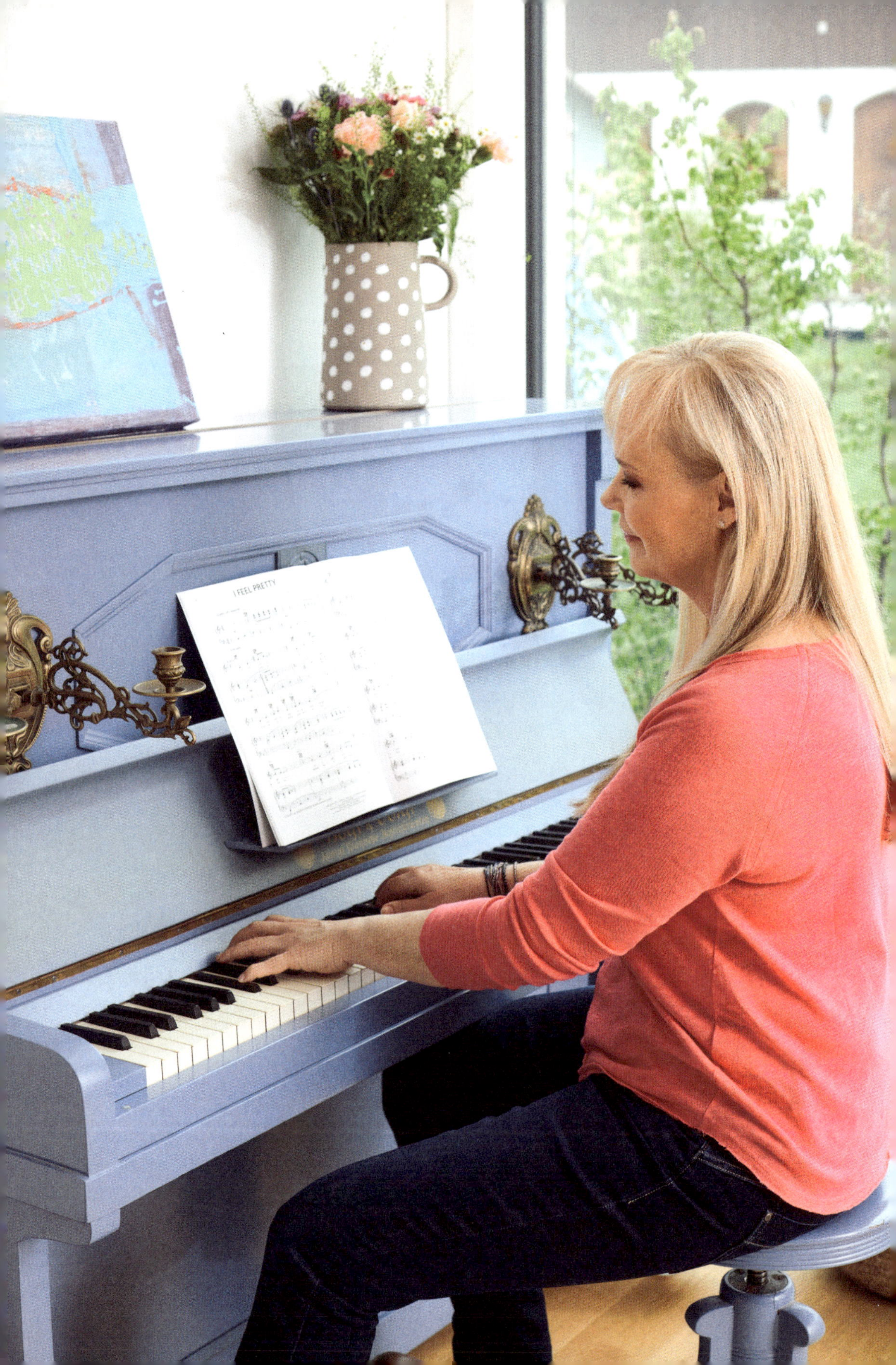
I FEEL PRETTY

WOCHE 7

Wir nähern uns dem krönenden Abschluss Ihres Erfolgsprogramms für eine starke Psyche. Deshalb zum Schluss noch ein paar besonders gute Freunde. Sie schenken Ihnen Lebendigkeit in Form von Pflanzengrün oder schmackhaften Microgreens, ein neues Hobby, wunderbare Drinks mit dem Alleskönner Ashwagandha, Methoden, wie Sie negative Gedanken ausbremsen oder mit Schwung in die Luft schaukeln, sowie eine Anleitung, wie Sie sich (und anderen) verzeihen können, um wieder neue Kraft zu gewinnen, und eine seidige ayurvedische Massage, die richtig viel Energie schenkt.

KRAFTMACHER 1

ES GRÜNT SO GRÜN

Pflanzen für die Seele

AUF EINEN BLICK: Wer sich zu Hause oder im Büro mit Pflanzen umgibt, ist entspannter und besser gelaunt. Allein die Farbe Grün hebt schon die Stimmung. Außerdem: Wenn wir aussäen, umtopfen und gießen, kommen wir zur Ruhe und sind bei uns. Deshalb schenken Sie sich heute eine Extraportion Flower-Power.

Gartenarbeit hat es in sich. Als Kind und Teenie dachte ich immer, das sei nur was für »alte Leute«. Heute ist es dann so weit, ich gehöre selbst dazu. Jedes Frühjahr schaue ich, was den Winter überlebt hat, und pflanze mit Begeisterung neue Gräser und säe Blumen. Besonders mag ich allerdings meine Kräuter, die ich überall verteile und deren Duft mir in der Nase schmeichelt, wenn ich die Terrasse betrete, und die das ganze Jahr unser Essen bereichern. Wie schön, dass jetzt auch große Übersichtsstudien zeigen, wie effizient das Gärtnern Depressionen und Angstzustände mildert und Lebenszufriedenheit und -qualität sowie das Gemeinschaftsgefühl steigert. Und schlanker macht das Ganze auch noch. Also tauchen Sie heute mal Ihre Finger in kühle Erde, oder pflücken Sie ein paar Blümchen.

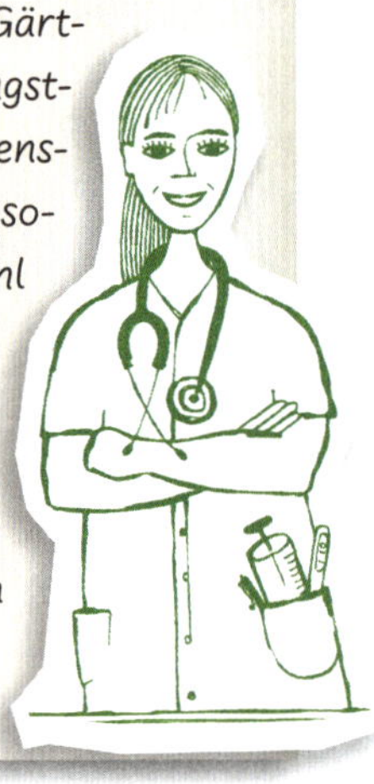

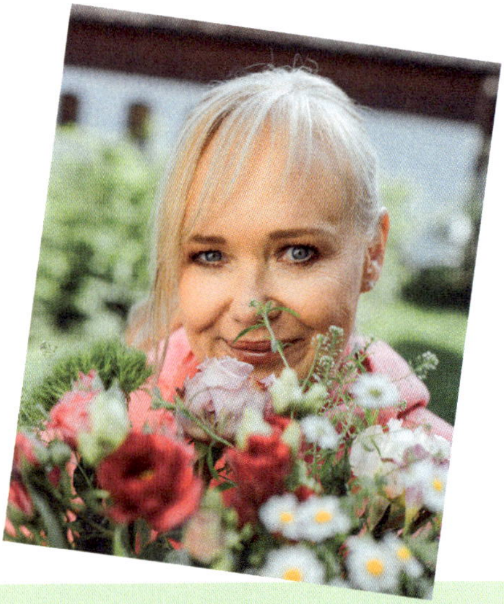

So wirkt's

- entspannend
- macht zufrieden
- Stress reduzierend
- Angst und Depressionen nehmen ab

++ **Nur 7 Minuten?** ++++++ Ja, beim Einkaufen noch schöne Blumen oder Topfpflanzen aussuchen

So geht's

- **Pflücken oder kaufen Sie** sich heute einen Blumenstrauß, so wie er Ihnen gefällt oder was die Wiesen hergeben.
- **Dekorieren Sie Ihr Zuhause** mit mindestens einer, besser mehreren üppigen Topfpflanzen. Lassen Sie es so richtig »grün krachen«!
- **Wenn der Platz nicht reicht,** hilft auch ein Bild oder Foto von Pflanzen. Selbst das macht fröhlich, sagt die Wissenschaft.

Deshalb funktioniert's

Von Pflanzen umgeben zu sein, tut einfach gut. Es gibt Studien, die zeigen, dass Schüler zufriedener sind, wenn sie Grün in ihren Klassenräumen haben. Patienten in Krankenhäusern erholen sich besser. Pflanzen können uns das Gefühl von Halt und Sicherheit schenken – ähnlich wie die Gesellschaft geliebter Menschen. So mögen beispielsweise Kinder Baumhäuser oder Verstecke im Wald, in die sie sich zurückziehen können. Außerdem sind Pflanzen geduldig und nicht so »anstrengend«, wie es andere Menschen manchmal sein können. Eine japanische Übersichtsstudie hat gezeigt, dass jede Form der Beschäftigung mit Pflanzen die Stimmung verbesserte, Stress minderte und die Lebensqualität steigerte. Selbst Symptome von Depressionen und Angststörungen nahmen durch das Gärtnern ab. In Australien, den Niederlanden und den USA werden gartentherapeutische Ansätze bereits in der Psychotherapie, der Ergotherapie sowie in der Geriatrie angewendet. Eine dänische Untersuchung zeigt, dass Menschen, die unter einer Belastungsstörung nach einem durchlebten Trauma litten, auf von Therapeuten angeleitete Aufenthalte in Natur und Garten genauso gut ansprachen wie auf eine Gesprächstherapie.

So geht's auch

Wenn Sie mehr Zeit investieren möchten, probieren Sie es mal mit gesunden Microgreens (Sämlingen) aus Linsen, Soja, Brokkoli, Alfalfa, Radieschen, Sonnenblume, Kresse, Kürbis, Mungobohne, Weizengras oder Schnittlauch:

- Besorgen Sie sich Anzucht- oder Komposterde, und füllen Sie sie ungefähr 2 cm hoch in Anzuchtschalen. Bohren Sie unten vorher Löcher hinein, damit sich kein Wasser staut.
- Verteilen Sie großzügig die Saaten, und halten Sie den Boden mit frischem Leitungswasser feucht (nicht nass!).
- Einige Pflanzen keimen bei Licht, andere, wenn es dunkel ist. Lichtkeimer in den ersten vier bis sechs Tagen mit Klarsichtfolie und die Dunkelkeimer mit einem dunklen Vlies (Fachhandel) abdecken. Lüften Sie Ihre Schälchen dreimal am Tag, so kann sich nicht so schnell Schimmel bilden.
- Nach zehn bis vierzehn Tagen können Sie die Microgreens ernten. Schneiden Sie sie mit der Schere fingerbreit über dem Boden ab. Außer bei Weizengras wachsen die Pflänzchen nicht nach. Jetzt können Sie eine neue Saat ansetzen.

KRAFTMACHER 2

HAPPY STATT HOBBYLOS

Freizeit ist Spaßzeit

AUF EINEN BLICK: Freizeit kann uns viel dabei helfen runterzukommen, wenn wir uns hier nicht noch Extrastress draufpacken. Um die Batterien wieder aufzuladen, sind Hobbys ideal, die einfach nur Spaß machen und keinem höheren Zweck oder der Selbstoptimierung dienen. Egal, ob Sie Kitschromane lesen, Marmelade kochen oder Blockflöte spielen – tun Sie es. Hauptsache, Sie haben wirklich Lust darauf.

Als ich noch häufig im Fernsehen moderierte, war ich ständig unterwegs, die Tage waren lang und voller Arbeit. Wenn ich dann mal nur einen Tag Ruhe hatte, schlief ich aus und traf Freunde. Gab es mehr freie Zeit, wusste ich nicht so richtig was mit mir anzufangen. Ich war sozusagen »hobbylos« und unruhig. Besonders hart wurde es, als ich in der Schwangerschaft mit den Zwillingen gar nicht mehr arbeiten oder mich groß bewegen durfte. In der Phase fing ich an, wieder all das anzugehen, was ich das letzte Mal wirklich aktiv in meiner Kindheit gemacht hatte: Klavier und Gitarre spielen, singen, dicke Bücher lesen, Spiele spielen, sogar stricken. Und stellte fest: Das tut richtig gut. Die Zeit verging nicht mehr quälend langsam, und ich wurde innerlich ruhiger.

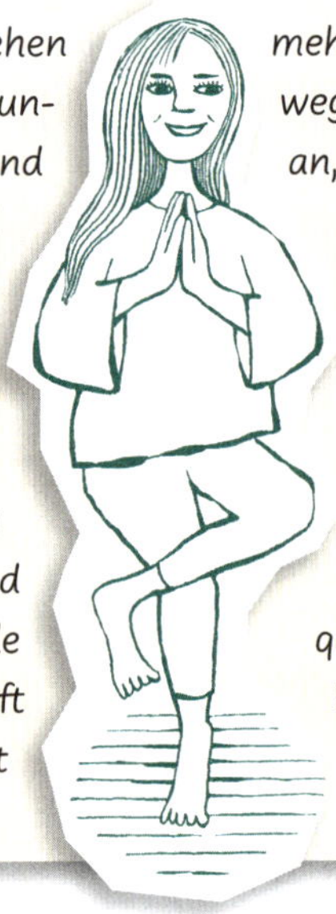

So wirkt's

- beruhigt die Nerven
- stimmungsaufhellend
- motivierend
- konzentrationsfördernd
- wirkt erfüllend

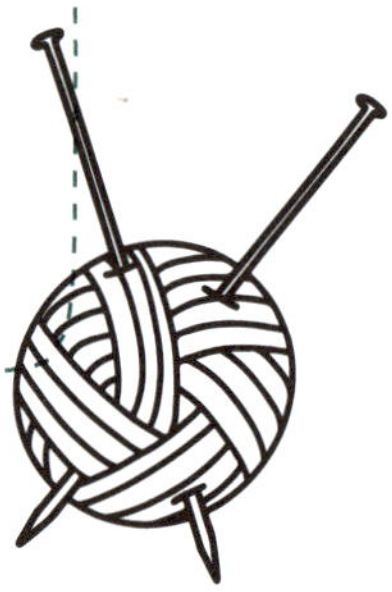

++++++++++ Nur 7 Minuten? ++

So geht's

- **Erstellen Sie heute in 7 Minuten eine Liste mit Hobbys,** auf die Sie Lust hätten, für die Sie sich aber nie Zeit nehmen, weil es Ihrer Meinung nach ja Wichtigeres gäbe. Denken Sie an Ihre Kindheit und Jugend zurück. Was haben Sie früher gern getan? Was macht(e) Ihnen Freude? Backen Sie am liebsten aufwendige Torten? Mögen Sie es, Sudokus zu lösen? Durchforsten Sie Ihren Alltag, ob da ein Hobby schlummert, das Sie ausbauen könnten.

  Jedes Mal, wenn Sie beim Aufschreiben denken: »Eigentlich müsste ich auch mal den Keller ausmisten«, »… den Pulli fertig stricken, den ich vor einem Jahr angefangen habe« oder »… zehntausend Schritte gehen«, sagen Sie sich: »Halt!« Denn Sie *müssen* gar nichts. Aber Sie *dürfen* alles. Hobbys brauchen kein Ziel, keinen Erfolgs- und keinen Termindruck, sondern sollen in erster Linie Freude bereiten.
- **Überlegen Sie, was Sie wann ausprobieren möchten.** Seien Sie realistisch, fangen Sie nicht alles gleichzeitig an!

  Dann legen Sie los und fühlen nach dem Backen, Do-it-yourself oder Blockflöte-Üben bewusst nach, wie gut es Ihnen getan hat. Vielleicht spüren Sie die Entspannung und wie sehr Sie im Flow, wie vertieft Sie in der Zeit waren, als Sie sich Ihrem Steckenpferd widmeten. Gönnen Sie sich regelmäßig diesen Ausgleich. Ein ernsthaft betriebenes Hobby ist nichts, dem wir nachgehen, wenn wir uns mal langweilen, sondern es braucht Zeit, und es will geübt werden. Ganz oft erlernen Sie dabei weitere Fertigkeiten, aber ohne Druck!

Deshalb funktioniert's

Eine englische Untersuchung zeigte, dass ein Hobby nicht nur tiefe Freude bereiten, sondern auch Depressionen vorbeugen kann. Die Forschenden untersuchten künstlerische, handwerkliche oder musikalische Aktivitäten, die allein dem »Zeitvertreib« dienten, körperlich nicht anstrengend waren und mit denen sich die Teilnehmer regelmäßig beschäftigten.

Da nachgewiesen ist, dass Bewegung positiv auf Depressionen wirkt, wurden sportliche Hobbys außen vor gelassen, um die Ergebnisse nicht zu beeinträchtigen.

Jede Handlung aus einfachen, sich wiederholenden Abläufen hat im Grunde das Potenzial, zu einer heilenden Achtsamkeitsübung zu werden. Dabei sind wir ganz aufmerksam und lassen uns völlig auf das ein, was wir gerade tun. Das hilft dabei, weniger gestresst und zufriedener zu sein. Psychologen wissen außerdem, dass ab und zu mal »nichts« zu tun und sich Lieblingsbeschäftigungen zu widmen, für die Gesundheit des Gehirns enorm wichtig ist. Das sogenannte »geistreiche Nichtstun« verschafft dem Gehirn Regenerationspausen und stärkt das Gedächtnis. Diese Auszeiten sind Voraussetzung für Kreativität und seelisches Gleichgewicht. Wenn wir einem Hobby nachgehen, erreichen wir jenen Balancezustand, in dem wir uns mit uns selbst beschäftigen. Im Rahmen dieser »Selbsttherapie« können wir Neues über uns erfahren und uns verwirklichen.

EIN KRAUT FÜR MEHR POWER

Anti-Stress-Drinks für den ganzen Tag

AUF EINEN BLICK: In der ayurvedischen Kräuterkunde ist es eines der am häufigsten verwendeten pflanzlichen Heilmittel: die Schlafbeere. Oder im Original: Ashwagandha. Aus den Wurzeln und Blättern werden Pasten und Öle zur Massage hergestellt. Aber auch als Stärkungsmittel für die Nerven ist es hilfreich. Deshalb gibt's heute Powerdrinks.

Wenn ich eines nicht sein möchte, ist das eine Grünpflanze in den Zimmern meiner Töchter. Selbst Kakteen tun sich schwer. Wochen der Dürre, teilweise in der Dunkelheit unter diversen, überall großzügig verteilten Kleidungsstücken ausharrend, gefolgt von schwallartigen Wassermassen, bevor man wieder in Vergessenheit gerät. Aber Kakteen überleben hier, beobachte ich, da sie zu den Adaptogenen gehören (lat. adaptare [anpassen] und generare [erzeugen, hervorbringen]). Das sind Pflanzen, die etwas besitzen, was sie auch unter stressigsten Bedingungen überleben lässt – und genau diese Wirkstoffe können auch Sie sich ab sofort zunutze machen!

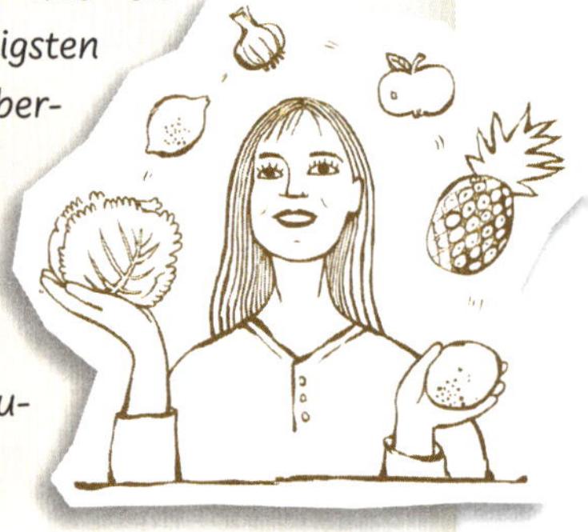

So wirkt's

- stärkend und motivierend
- Stress abbauend
- das Immunsystem stärkend
- löst die Angst
- fördert den Schlaf

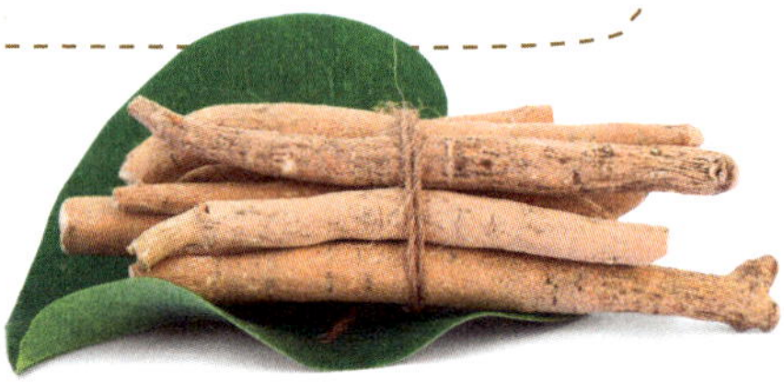

So geht's

3 g Ashwagandha-Pulver sind die wirksame Tagesdosis, dies entspricht ½ TL. Hier kommen ein paar Ideen für einen Trunk als erfrischendes Getränk am Tag, als Milch am Abend oder einfach als Tee oder Fresher. Probieren Sie, was Ihnen schmeckt:

Tee

ZUBEREITUNG

Am einfachsten funktioniert der Tee. Dazu 1 TL Pulver auf 1 Tasse heißes Wasser geben, gut verrühren und nach 5 bis 10 Minuten dem Tee etwas Milch oder Pflanzendrink zufügen. Gut umrühren.

Granatapfel-Ashwagandha-Vitalizer

ZUBEREITUNG

300 ml Granatapfel-Direktsaft mit 1 EL Honig, 1 Prise Vanillepulver (Reformhaus), 1 Prise Chili und ½ TL Ashwagandha in einem Glas verrühren.

Ashwagandha-Fresher

ZUBEREITUNG

½ TL Ashwagandha-Pulver mit 1 Glas Mineralwasser (mit Kohlensäure) und nach Belieben mit etwas Honig und/oder 1 Spritzer Fruchtsaft in einem Glas mischen.

Moon Milk

ZUTATEN

- 200 ml Milch, Hafer- oder Mandeldrink
- ¼ TL gemahlene Muskatnuss
- ¼ TL Vanillemark oder -pulver
- 1 TL Honig
- 1 Prise Zimtpulver
- ½ TL Ashwagandha-Pulver

ZUBEREITUNG

Den Pflanzendrink in einem Topf erwärmen und die restlichen Zutaten untermischen. Abends vor dem Einschlafen trinken oder wenn man tagsüber mal was Warmes braucht.

Deshalb funktioniert's

Adaptogene sind besonders stressresistente Pflanzen. Essen wir sie, erhöhen ihre Wirkstoffe auch bei uns die Belastbarkeit und steigern die körperliche und geistige Leistungsfähigkeit. Deshalb gehört die Pflanze in der ayurvedischen Medizin zu den sogenannten Rasayanas, das sind klassische Anti-Aging-Mittel.

Wurzeln und Blätter des »Indischen Ginsengs« (Withania somnifera), wie Ashwagandha auch genannt wird, enthalten Withanole. Sie sind der am besten erforschte Wirkstoff der Pflanze. Die Beeren sehen ein bisschen so aus wie Physalis, sind aber im Gegensatz zu diesen roh nicht genießbar.

Die Wirkungsweise des Pulvers ist besonders. Es steigert unsere Leistungsfähigkeit und Aufmerksamkeit bei geringerem Energieverbrauch, aber es beruhigt uns auch, ohne müde zu machen. Unser Körper kann so besser mit Herausforderungen umgehen und wird ausdauernder, unser Geist ruhiger und besonnener. Viele Wirkmechanismen sind dabei sogar gut untersucht: Das Gehirn profitiert beispielsweise von den Wirkstoffen, weil diese es robuster gegen erhöhte Stresshormonspiegel machen. So kann Ashwagandha nachweislich das Stresshormon Cortisol senken, man kommt wieder zur Ruhe und kann sich von Belastungen erholen.

DAS GRÜBEL-AUS

Raus aus der Negative-Gedanken-Falle!

AUF EINEN BLICK: Wenn wir uns Sorgen machen, ist unser Gehirn gut beschäftigt. Sogar so gut, dass es irgendwann für nichts anderes mehr Zeit hat. Alles dreht sich darum, ob auch ja nichts Schlimmes passiert, ob es den Kindern gut geht, Sie Ihren Job verlieren oder die schlechten Nachrichten immer so weitergehen. Solche Gedanken machen uns angespannt und nervös, führen ansonsten aber zu nichts. Heute machen wir deshalb kleine Übungen zum Sorgenstopp.

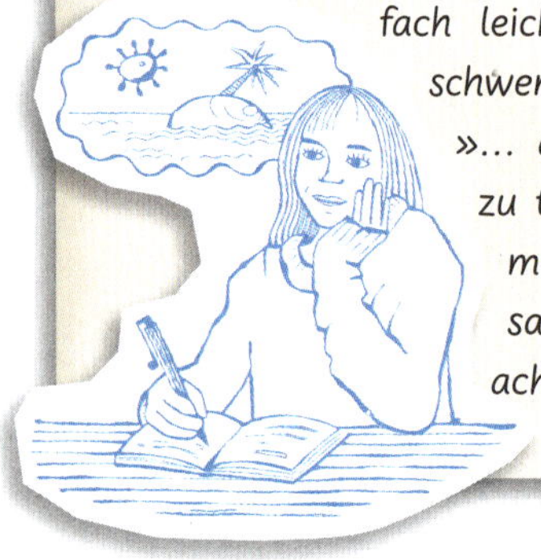

Ich weiß nicht, wie es Ihnen geht, aber in den letzten Jahren ist es immer schwerer geworden, sich einfach leicht und unbeschwert zu fühlen – »... auf dem Tisch zu tanzen«, hätte meine Mutter gesagt. Ich beobachte das auch bei meinen Freundinnen. Normal ist es eher, sich angesichts all der Dramen dieser Welt, der verschiedenen Meinungen dazu und der bedrohlichen Gesamtsituation über Probleme zu unterhalten oder zu grübeln. Man traut dem schönen Moment immer weniger. Das darf nicht sein, wir müssen anpacken, was zu ändern ist, und unsere negativen Gedanken ausbremsen.

So wirkt's

- angstlösend
- wir denken wieder rationaler
- macht lösungsorientierter
- verbessert den Schlaf

So geht's

Übung 1: Stopp!

Sobald Sie sich bei einem belastenden oder angstmachenden Gedanken ertappen, bringen Sie ihn zum Schweigen. Sagen Sie sich innerlich: »Stopp, damit fangen wir gar nicht erst an!« Oder Sie lassen im Geiste vor sich ein knallrotes Stoppschild erscheinen. Das unterbricht das beginnende Grübeln erst mal. Und jetzt denken Sie an etwas ganz anderes. Atmen Sie tief ein und auch lange wieder aus, und stellen Sie sich dabei eine Wiese voller Löwenzahn und Gänseblümchen vor, einen See, in dem Sie im Sommer schwimmen, oder eine Hängematte unter einem Baum, in der Sie liegen. Hauptsache, es fühlt sich entspannend und wohltuend an. Erlaubt ist aber auch alles andere, was ablenkt: Yoga üben, Liegestütze machen, sich einen Tee kochen, aufräumen …

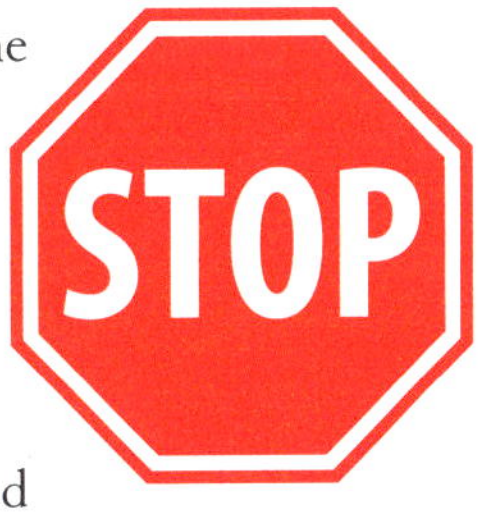

Übung 2: Aua!

Wenn Sie häufiger dazu neigen, sich Sorgen zu machen, beschaffen Sie sich ein Haargummi und ziehen es über Ihr Handgelenk. Es sollte nicht zu eng sein, aber auch nicht schlackern. Sobald nun ein unnützer Grübelgedanke naht, ziehen Sie das Gummiband an und lassen es zurückschnalzen. Dieser kleine ziehende Schmerz hilft wunderbar, damit das Karussell im Kopf gar nicht erst anfängt, sich zu drehen.

Deshalb funktioniert's

Unser Gehirn ist sehr beschäftigt und gleichzeitig unglaublich kompliziert. Unerwünschte Gedanken gehören eben dazu. Wenn wir versuchen, diese einfach wegzudrängen, erreichen wir in der Regel das Gegenteil. Sie kommen garantiert wieder wie ein Bumerang.

Der Gedankenstopp ist eine Technik, um wiederkehrende negative Gedanken loszuwerden. Dies hilft sogar denen, die unter Angststörungen leiden. Denn die Gedanken sind nur die erste Stufe. Ungebremst können sie zu Ohnmachtsgefühlen, Hilflosigkeit, Angst und einem ungünstigen Verhalten führen. Um diesen Teufelskreis zu unterbrechen, hat sich der Gedankenstopp als sehr hilfreich erwiesen.

Die Technik kommt häufig in einer bestimmten Form der Psychotherapie zum Einsatz: der kognitiven Verhaltenstherapie. Zuerst wird dabei der störende Gedanke durch ein Signal gestoppt, das Sie sich vorher ausgedacht haben, oder wie in den Übungen oben. Dann geht es darum, an etwas Schönes zu denken oder an eine positive Alternative. Erlauben Sie sich, das Grübeln anzuhalten. Es bringt nichts!

So geht's auch

Hilfreich bei der Neigung, negativ zu denken, sind auch Nachrichten-Bildschirmpausen. Dadurch vermeiden wir das Doomscrolling (engl. *doom* [Verhängnis, drohendes Unheil]). So wird das exzessive Konsumieren schlechter Nachrichten genannt, in dem man sich regelrecht verlieren kann.

KRAFTMACHER 5

REISE IN DIE KINDHEIT

Ins Glück schaukeln

AUF EINEN BLICK: Wann haben Sie das letzte Mal geschaukelt und Beine und Seele baumeln lassen? Dabei kommen fast automatisch Kindheits- und Jugenderinnerungen auf. Denn die Schaukelbewegung ist eine der frühesten Sinneserfahrungen des Menschen. Dabei verfliegt Anspannung mit jedem Schwung in die Luft.

Als ich Kind war, fuhren meine Eltern mit uns gern in den Sommerferien nach Dänemark. Nun ja, nicht alles war toll da. Ich erinnere mich an das meist schlechte Wetter und daran, dass wir den Nachbarsjungen in den Feldern zusahen, wie sie Frösche fingen und sie dann mit den Händen zerrissen. Mies. Positiv ist mir vor allem eins in Erinnerung: Fast immer hing im Wohnzimmer eine Schaukel. Das fand ich genial und irgendwie lässig. Deshalb haben wir heute auch eine Schaukel im größten Raum. Wem's zu bunt wird oder wer Bewegung braucht, hockt sich drauf. Schaukeln macht einfach Spaß, und Kummer oder Unruhe verschwinden gleich.

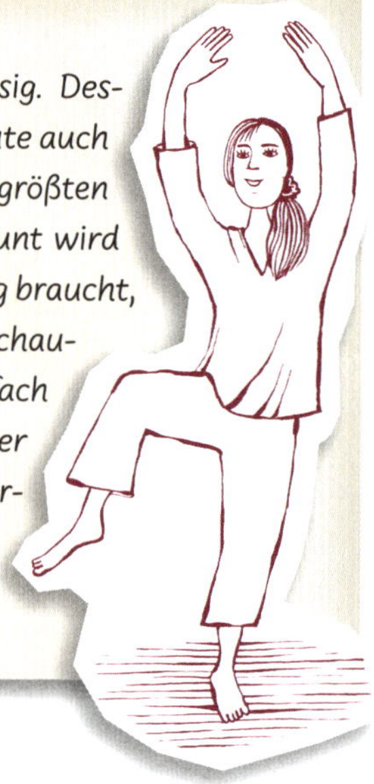

So wirkt's

- beglückend
- entspannend
- schmerzlindernd
- die Nerven beruhigend

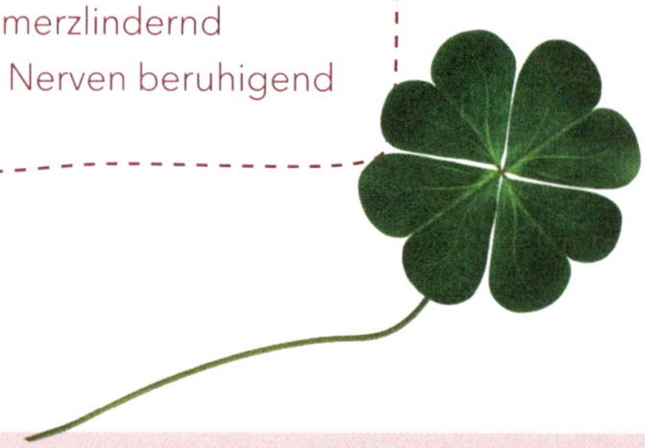

+++++++++++++++ Nur 7 Minuten? +++++++++++ Ja, fürs Schaukeln ++++++++++++

So geht's

Schaukeln Sie heute mal 7 Minuten. In der Hängematte, im Schaukelstuhl, auf der Hollywoodschaukel oder dem nächsten Spielplatz. Oder Sie probieren einfach die Rückenschaukel aus dem Yoga:

- Setzen Sie sich auf eine Yogamatte oder einen Teppich, die Beine sind angewinkelt, und Sie umfassen jeweils das rechte und linke Bein unterhalb der Knie. Dann rollen Sie sich langsam nach hinten auf den Boden ab, bis die Schultern fast die Matte berühren.
- Nun bremsen Sie die Bewegung ab und schaukeln zurück bis in die Ausgangsstellung.
- Tippen Sie vorn kurz mit den Zehenspitzen auf, und lassen Sie sich dann wieder zurückfallen.
- Üben Sie 7 Minuten oder so lange, wie es Ihnen Spaß macht.

Deshalb funktioniert's

Viele Menschen entspannen sich schon, wenn sie eine Schaukel sehen. Das erinnert sie an die Kindheit, denn bevor wir laufen können, lernen wir die Welt schaukelnd kennen. In der Wiege, im Kinderwagen, auf dem Arm unserer Eltern oder im Tragetuch – sanftes Schaukeln beruhigt Kinder seit Menschengedenken. Wenn wir es uns gönnen, uns hin und wieder wie ein Kind zu verhalten, kommt uns das auf allen Ebenen zugute. Wir betätigen unsere Muskulatur, schaukeln im besten Fall sogar an der frischen Luft und atmen tief durch. Danach fühlen wir uns ausgeglichener, glücklicher.

Medizinisch ist die Wirkung des Schaukelns so zu erklären: Das Gleichgewichtsorgan im Innenohr, das »Vestibularorgan«, reagiert mit seinen Empfangsstellen auf die Bewegungen des Körpers und informiert uns ständig über unsere Lage im Raum (lat. *vestibulum* [Vor-, Eingangshalle]). Fallen die Bewegungen sanft und gleichmäßig aus, kommt das Vestibularorgan ins Schwingen, was wir bis zu einem gewissen Grad als wohltuend empfinden. Ein Kind, das geschaukelt wird, »wiegt sich in Sicherheit«, denn es ist nicht allein. Je älter wir werden, desto empfindlicher wird unser Gleichgewichtsorgan, darum wird uns beim Schlingern, Drehen oder Schwanken schneller übel, und wir empfinden Lageveränderungen eher als unangenehm. Erwachsene können ihr Gleichgewichtsorgan beim Sport trainieren: Beim Reiten, Surfen, Drachenfliegen, Tennis oder Skifahren wird der Gleichgewichtssinn intensiv beansprucht, das ist gleichermaßen aufregend und entspannend.

Wenn wir das Vestibularorgan absichtlich reizen mit kleinen schaukelnden Bewegungen, kann das sogar meditative Nebenwirkungen haben. Buddhistische Mönche pendeln rhythmisch mit ihrem Oberkörper auf und ab, wenn sie ihre Mantras summen. Betende jüdische Gläubige an der Klagemauer in Jerusalem schaukeln mit den Köpfen. Tanzende Urvölker kommen so in Trance. Schaukeln lässt uns entspannen und führt zu tiefer Ruhe.

Studien konnten zudem zeigen, dass regelmäßiges Schaukeln im Schaukelstuhl bei älteren Menschen nicht nur das Gleichgewichtsorgan trainiert, sondern auch Depressionen, Angst und Schmerzempfindungen verringert. Also, ab auf die Schaukel.

KRAFTMACHER 6

ICH VERGEBE MIR

Sich selbst verzeihen tut gut

AUF EINEN BLICK: Ein Krafträuber der besonderen Art ist es, wenn wir Schuldgefühle mit uns herumschleppen. Sie sind bei einem Gespräch in ein Fettnäpfchen getreten, haben einen Fehler gemacht, der für Ärger sorgte, oder eine Entscheidung getroffen, die Sie bereuen. Solche »Fehler« sind einfach menschlich, aber trotzdem tragen wir sie manchmal lange mit uns herum, und sie nehmen uns die Leichtigkeit. Verzeihen Sie sich, gelernt haben Sie bereits daraus. Mut statt Hadern bringt Sie im Leben weiter.

Als Kind bin ich manchmal mit diesem blöden Gefühl im Bauch aufgewacht, dass ich am Tag zuvor mal wieder Mist gebaut hatte. Ich schämte mich dafür und fand mich selbst einfach nur doof. Das ist kein schöner Zustand. Als Erwachsene weiß ich natürlich, dass Fehler eben zum Leben gehören. Sie tun trotzdem weh, und das ist im Grunde auch gut so. Sonst lernt man ja nichts. Heute machen Sie aber mal einen Punkt und verzeihen sich. Der Fehler ist Vergangenheit. Alter Ballast wird abgeworfen, und weiter geht's.

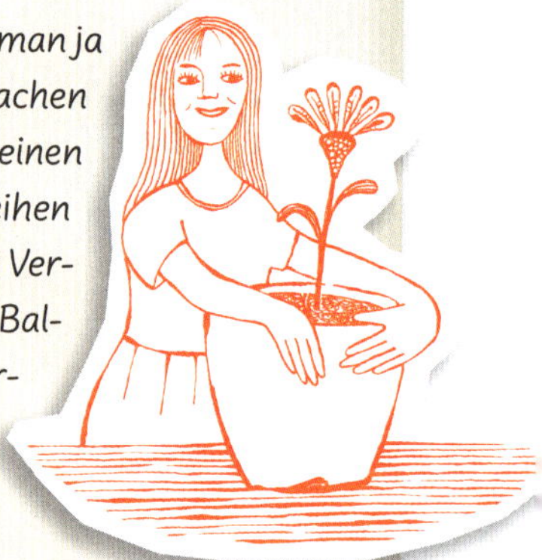

So wirkt's

- beruhigend
- Stress reduzierend
- macht Mut
- immunstärkend

So geht's

Schreiben Sie sich einen Ermutigungsbrief, und beherzigen Sie darin die vier Regeln der Selbstvergebung:

- Verantwortung übernehmen,
- Schuldgefühle akzeptieren,
- Vertrauen wiederherstellen und
- nach vorn schauen.

Nehmen Sie sich Papier und Stift, oder setzen Sie sich an Ihren Computer. Schauen Sie direkt auf das, was Ihnen passiert ist – oder, wenn das leichter ist, auf das Geschehene von außen (wie eine gute Freundin):

- Was ist passiert?
- Warum ist das schlimm? Welche Schuld ist entstanden?
- Wie fühlt sich das an?
- Was konnten Sie daraus lernen?

Machen Sie sich Mut, und erteilen Sie sich die Erlaubnis, sich selbst zu verzeihen. Wählen Sie motivierende, freundliche Worte:

- *Es ist okay, so wie es ist:* Erklären Sie sich, warum es in Ordnung ist, das Vergangene loszulassen. Es lässt sich ja nicht mehr ändern und ist definitiv vorbei. Und es ist normal, mal was falsch zu machen.
- *Sei bereit, dir zu verzeihen:* Vielleicht überlegen Sie sich noch, ob es eine Geste oder einen Satz gibt, der Ihnen helfen kann, sich zu vergeben. Hilfreich sind Sätze wie »Erlaube dir, loszulassen und dir zu verzeihen« oder »Du willst deine Energie jetzt auf die Zukunft richten«.

Deshalb funktioniert's

Es ist sehr wichtig, sich selbst verzeihen zu können. Denn wiederholte Selbstvorwürfe führen zu ständigem unterschwelligem Stress und schwächen unser Selbstwertgefühl. Die Bewältigung von Ereignissen, die in der Vergangenheit geschehen sind und die uns mit Schuldgefühlen belasten, ist manchmal ein schwerer Brocken, aber elementar für unser Sozialleben. Gelingt es uns, diese negativen Gefühle abzulegen, kommen wir im Leben weiter, und auch unsere Beziehungen zu anderen sind nicht durch Geschehenes vorbelastet. Mit Schuldgefühlen bestrafen wir uns nur, doch wird dadurch keine unserer Taten ungeschehen oder wiedergutgemacht.
Wenn wir uns selbst nicht mehr annehmen und schätzen, werden wir auch beeinflussbarer. Deshalb ist es wichtig, die Fähigkeit zu üben, sich mit sich selbst gut zu stellen. Dabei helfen Analyse, Lernen und Vergebung: Wir wissen, dass wir Verantwortung für einen Fehler tragen, den wir bestimmt nicht noch mal machen, und verzeihen uns. Wie sagt man so schön? »Aus Fehlern lernt man.« Auf dieser Grundlage können wir gut wieder nach vorn schauen.

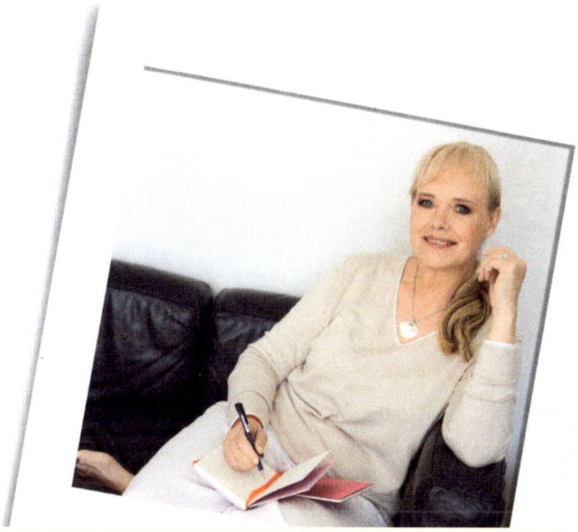

BODY-AND-MIND-FRESHER

Seidige Ayurveda-Massage für richtig viel Energie

AUF EINEN BLICK: Ayurvedische Massagen sind legendär. Lange Zeit verband man hierzulande mit der indischen Gesundheitslehre Wellness und Spa-Erlebnisse der besonderen Art. Dabei handelt es sich um ein komplettes Therapie- und Diagnosesystem mit einem großen, über die Jahrtausende gewachsenen empirischen Heilwissen. Probieren Sie heute mal eine besondere Selbstmassage mit reiner Seide auf der Haut.

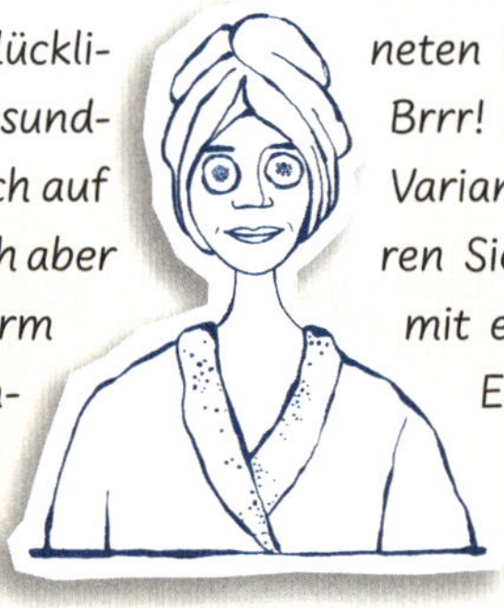

An sich bin ich ja eine sehr glückliche Trägerin des Kneipp-Gesundheitspreises und stehe wirklich auf viele Anwendungen. Womit ich aber (vielleicht noch?) nicht warm geworden bin, ist das Trockenbürsten, das Kneipp ja am liebsten vor dem weit geöffneten Fenster im Winter empfahl. Brrr! Da gefällt mir diese zartere Variante schon viel besser. Probieren Sie es heute mal – alternativ mit einem feineren Waschlappen: Es verbessert Hautbild, Durchblutung und pusht das Immunsystem.

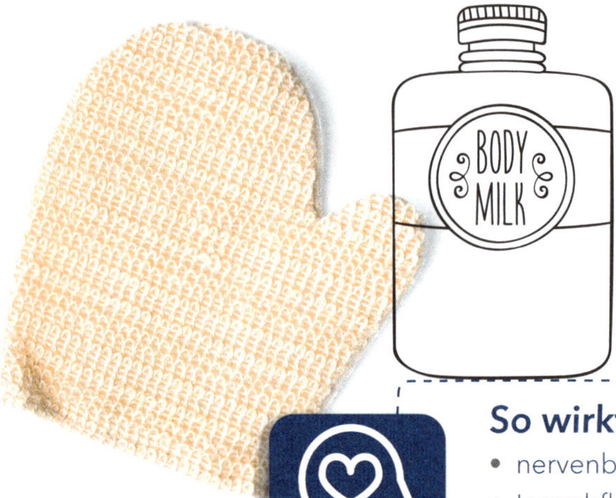

So wirkt's

- nervenberuhigend
- Lymphfluss und Durchblutung anregend
- die Haut glättend

So geht's

UTENSILIEN

- Yogi- oder Ingwertee
- 1 Garshan-Seidenhandschuh (Reformhaus; Internet) oder einen rauen Frotteehandschuh
- Körperöl oder -lotion

Das Ayurveda empfiehlt, vorher eine Tasse Yogi- oder Ingwertee zu trinken, um die Stoffwechselarbeit im Körper zu fördern.

ANWENDUNG

Ziehen Sie den Rohseidenhandschuh an, und probieren Sie die Ganzkörpermassage am besten gleich morgens nach dem Aufstehen an einem warmen Plätzchen aus. Allgemein gilt: An den Ober- und Unterschenkeln und Armen machen Sie lange Bürstenstriche von oben nach unten und wieder zurück. An den Gelenken massieren Sie kreisend.

- Beginnen Sie mit der linken Fußoberseite, und arbeiten Sie sich nach oben vor bis zur Hüfte. Dann kommt der rechte Fuß dran. Danach massieren Sie kreisförmig die linke Hüfte, nun die rechte.
- Bauch und Brust werden immer zum Herzen hin mit kreisförmigen Bewegungen massiert. Nach der Körpermitte geht es zunächst mit den Händen und dann an den Armen weiter. Am Rücken massieren Sie die Bereiche, die Sie erreichen können. Oder Sie fragen Ihren Partner, ob er Ihnen behilflich sein kann. Zum Abschluss streichen Sie Nacken und Schultern aus.
- Wenn Sie möchten, können Sie noch das Gesicht massieren. Dazu drehen Sie den Handschuh auf die unbenutzte Seite. Danach duschen Sie am besten warm und cremen sich mit einem Körperöl oder einer Lotion ein. Der Tag kann beginnen.

Deshalb funktioniert's

Das Ayurveda, das »Wissen vom Leben«, kennt unzählige Massagen. Die Weltgesundheitsorganisation WHO hat die traditionelle indische Heilkunde als komplementärmedizinisches Gesundheitssystem anerkannt. Ähnlich wie in der Traditionellen Chinesischen Medizin (TCM) geht es stets um das Erreichen von Balance, die ja kein haltbarer Zustand ist, sondern immer wieder neu angestrebt werden muss. Am bekanntesten sind hierzulande die Ölmassagen und der berühmte Stirnguss, aber auch Pulver- und Trockenmassagen werden von Therapeutinnen individuell passend eingesetzt. So fördert man Selbstheilungsprozesse und Ausleitungsvorgänge.

Garshana bedeutet auf Deutsch »Reibung«. Durch die Bewegungen mit den Seidenhandschuhen und ihren sanften Druck kommt es auf der Haut zu einer elektrostatischen Spannung. Diese empfinden wir als angenehm prickelnd, was sich auch auf die Psyche auswirkt, denn über die Haut wird das gesamte sensorische Nervensystem angeregt. Im Gegensatz zur Trockenbürstenmassage strapaziert sie die Haut weniger. Aber auch hier wird die Haut durch die Massage »poliert«, und Hautschüppchen werden abgeschliffen. Neue Haut wird angeregt, schneller nachzuwachsen. Die positive Wirkung auf das Immunsystem entsteht durch die relativ sanfte Reibung, die auch das Lymphsystem aktiviert, das direkt unter der Hautoberfläche liegt.

ANKERTAG

Die siebte Woche ist vorbei, und Sie haben aus den sieben Lebensstilbereichen jeweils einen Kraftmacher ausprobiert. Welchen fanden Sie super, welchen ganz okay oder einfach nur blöd? Kreuzen Sie den entsprechenden Smiley an:

KRAFT-MACHER 1	**Es grünt so grün** *Pflanzen für die Seele (Seite 146)*	☺ 😐 ☹
KRAFT-MACHER 2	**Happy statt hobbylos** *Freizeit ist Spaßzeit (Seite 148)*	☺ 😐 ☹
KRAFT-MACHER 3	**Ein Kraut für mehr Power** *Anti-Stress-Drinks für den ganzen Tag (Seite 150)*	☺ 😐 ☹
KRAFT-MACHER 4	**Das Grübel-Aus** *Raus aus der Negative-Gedanken-Falle! (Seite 152)*	☺ 😐 ☹
KRAFT-MACHER 5	*Reise in die Kindheit* *Ins Glück schaukeln (Seite 154)*	☺ 😐 ☹
KRAFT-MACHER 6	**Ich vergebe mir** *Sich selbst verzeihen tut gut (Seite 156)*	☺ 😐 ☹
KRAFT-MACHER 7	**Body-and-Mind-Fresher** *Seidige Ayurveda-Massage für richtig viel Energie (Seite 158)*	☺ 😐 ☹

Üben Sie heute möglichst die Kraftmacher, die Ihnen gefallen haben, noch mal. Manches geht dann gleich noch leichter und fixer. Wenn Sie nur 7 Minuten Zeit haben, suchen Sie Ihren Favoriten raus. Sollte Ihnen gar nichts gefallen haben, schauen Sie, was Ihnen die letzten Wochen gutgetan hat, und wiederholen einen dieser Kraftmacher. Bewahren Sie sie als Krisenhelfer und Energiegeschenke, wenn's mal wieder hoch hergeht.

RÜCKBLICK

Hier können Sie notieren, welche der Kraftmacher Ihnen gut gefallen haben und welche weniger. Notieren Sie Ihre Erfahrungen in dieser Woche.

Diese/r Kraftmacher hat/haben mir am besten gefallen/richtig gutgetan, weil …

. . . .

. . . .

. . . .

. . . .

. . . .

. . . .

. . . .

. . . .

Ich baue diese/n Kraftmacher auch in den folgenden Wochen in meinen Alltag ein. (Notieren Sie hier den/die Tag/e und vielleicht auch die Uhrzeiten.)

. . . .

. . . .

. . . .

. . . .

. . . .

. . . .

. . . .

. . . .

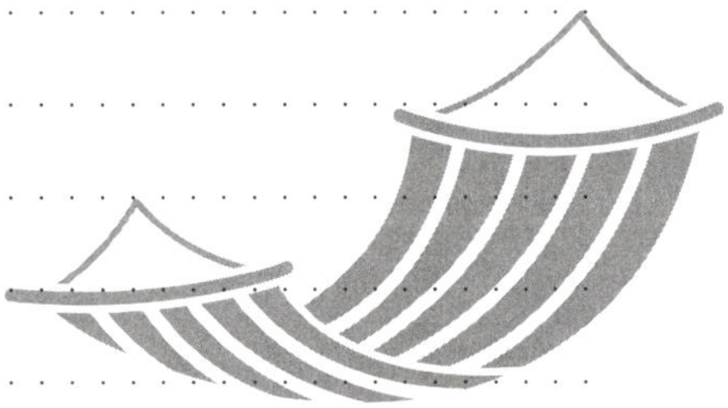

Diese/n Kraftmacher versuche ich vielleicht irgendwann noch mal:

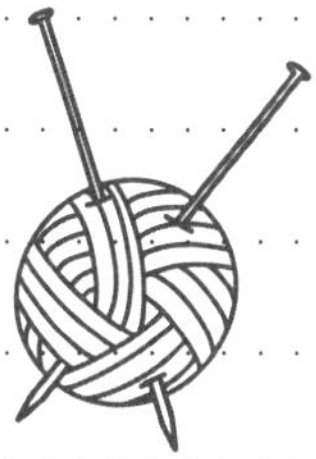

Blöd war/en diese/r Kraftmacher, weil …

Diese/n habe ich jetzt schon regelmäßig eingebaut:

. . . .

. . . .

. . . .

. . . .

Meine Ideen dazu:

. . . .

. . . .

. . . .

. . . .

. . . .

. . . .

EXTRA-KRAFTMACHER MIND & BODY: FOTOTAGEBUCH

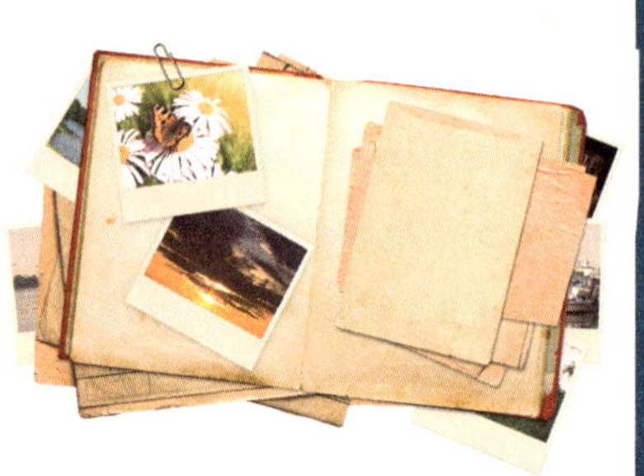

Noch ein wohltuendes Mini-Hobby gefällig? Dann führen Sie ein Fototagebuch. Das macht Spaß, ist kreativ und hilft gleichzeitig dabei, Gefühle der Dankbarkeit zu vertiefen für die schönen kleinen Dinge des Tages. Eine süße Katze auf einem Fensterbrett, ein blühender Garten, ein herbstlicher Baum, ein Musikant in der Fußgängerzone. Setzen Sie sich abends für ein paar Minuten hin, legen Sie fest, welches Ihrer Fotos auf dem Handy das Bild des Tages werden soll, und stellen Sie es in einen Ordner. Vielleicht haben Sie auch einen Drucker, dann können Sie es gleich ausdrucken und in ein hübsches Tagebuch einkleben. Oder Sie sammeln am Ende der Woche alle Bilder und lassen Sie in einer Drogerie ausdrucken.

ZUM SCHLUSS

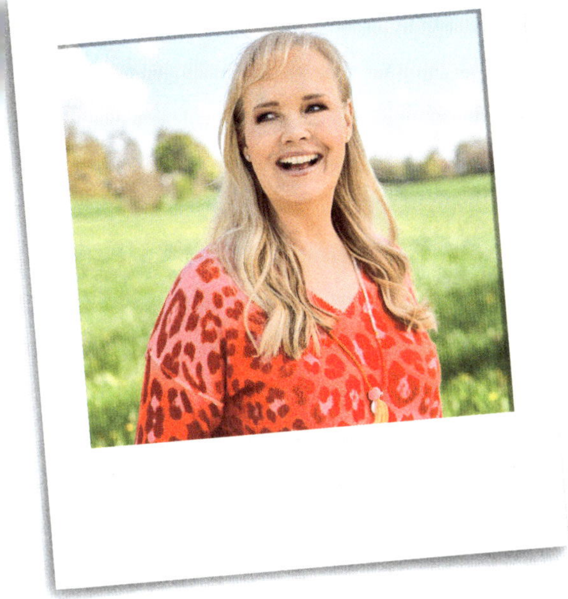

Genial, Sie haben es geschafft, sich tapfer durch circa fünfzig Kraftmacher zu arbeiten. Ich hoffe sehr, dass Sie sich dabei oft gespürt und gemerkt haben, wie der eine oder andere Tipp Sie sich anders fühlen oder handeln lässt oder Ihnen neue Optionen aufzeigt. Wie Sie durch das Beschreiten anderer Wege plötzlich zu Zielen gelangen, die Ihnen vorher nicht erreichbar schienen. Sie haben es zugelassen, Zeit zu haben für sich selbst, das war eine großartige Entscheidung!

Bleiben Sie dabei, gerade wenn es stressig und eng wird in der Zukunft. Legen Sie sich das 7-Minuten-Buch in Reichweite, und greifen Sie dazu, wenn die nächste kleine Kurskorrektur nötig werden sollte oder wenn alte Muster zuschlagen und Sie sich wieder kraftlos fühlen sollten. Durch die Ankerseiten finden Sie schnell die Tipps wieder, die Ihnen gut gefallen haben. Oder bleiben Sie am besten gleich dran.
Jeder kleine Kraftmacher macht auf lange Sicht einen Riesenunterschied, wenn er Bestandteil Ihrer täglichen Routine wird oder aber auch Ihres Mindsets, also der Art, wie Sie denken und fühlen. Alle Kraftmacher, die Ihnen gutgetan haben, schreiben Sie in den Kalender für die nächsten Wochen. Welche Veränderungen, Unterstützungen waren es wert, dass sie ab jetzt zu Ihnen und Ihrem kraftvolleren Leben gehören? Jeder Kraftmacher, der zur Routine wird, wird Sie seelisch stützen, Ängste mindern, Ihre Laune bessern und Sie reaktionsfreudiger und widerstandsfähiger machen in einer Welt mit immer neuen Herausforderungen. Ich wünsche Ihnen, dass Sie das Leben so leichter genießen können. Packen Sie es bei den Hörnern – und viel Spaß!

Ihre

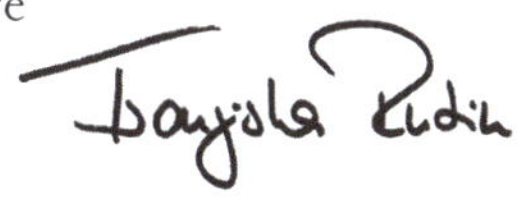

HILFREICHE ADRESSEN

Es gibt auch Situationen, da reichen die eigenen Kräfte einfach nicht mehr aus. Dann empfiehlt es sich, Hilfe zu holen. Hier finden Sie professionelle Unterstützung:

Bundespsychotherapeutenkammer (BPtK): www.bptk.de
Psychotherapie-Informationsdienst (PID): www.psychotherapiesuche.de
Therapeutensuche von Psychotherapie e. V.: www.therapie.de

Bei Kummer, Einsamkeit, Depressionen, Krankheit, Trauer oder Ärger:

Telefonseelsorge:
Tel. 0800 1110111, 0800 1110222, 116 123
www.telefonseelsorge.de

Nummer gegen Kummer:
Tel. 116111 (für Kinder und Jugendliche, erreichbar montags bis freitags 9.00 bis 11.00 Uhr sowie dienstags und donnerstags 17.00 bis 19.00 Uhr)
Tel. 0800 111 0 333, 0800 111 0 550 (Eltern)
Mailberatung: www.u25-deutschland.de
www.jugendnotmail.de

Telefonische Hilfe und Unterstützung für Menschen über sechzig:
www.silbernetz.org
Tel. 0800 470 80 90 (täglich 8.00 bis 22.00 Uhr)

Muslimisches SeelsorgeTelefon:
www.mutes.de
Tel. 030 443509821

Bei Suizidgedanken:
Deutsche Gesellschaft für Suizidprävention: www.suizidprophylaxe.de

Bei Burn-out und Traurigkeit:

»Lachen auftanken« am Lachtelefon: Tel. 02131 7734-152

Hilfe bei Angst und Panik:

Deutsche Angst-Hilfe e. V. (DASH): https://www.angstselbsthilfe.de/dash/
Gesellschaft für Angstforschung e. V. (GAF): www.angstforschung.org
angst-und-panik.de: www.angst-und-panik.de

Hilfe bei Depressionen:

Deutsche Depressionshilfe: www.deutsche-depressionshilfe.de/start

Hilfe bei Schlafstörungen:

Auf der Website der Deutschen Gesellschaft für Schlafforschung und Schlafmedizin e. V. (www.dgsm.de) finden Sie nähere Informationen zu den einzelnen Erkrankungen, ein Verzeichnis der deutschen Schlaflabore und einen Überblick zu aktuellen Selbsthilfegruppen, Gesellschaften und Vereinen.

Achtsamkeitskurse:

Verband der Achtsamkeitslehrenden MBSR-MBCT: www.mbsr-verband.de

ZUM WEITERLESEN

Wenn Sie sich dafür interessieren, welche wissenschaftlichen Grundlagen sich hinter den meisten Tipps verbergen, werden Sie hier fündig. Und wo es mal keine Studie dazu gibt, finden Sie Anregungen zum Weiter- oder Nachlesen.
Alle Links waren abrufbar am 31.3.2023.

WOCHE 1

1. Zwitscher, zwitscher

Stobbe, E., et al. (2022): Birdsongs alleviate anxiety and paranoia in healthy participants. *Scientific Reports,* 12, Article 16414, https://doi.org/10.1038/s41598-022-20841-0

Sudimac, S., Sale, V., Kühn, S. (2022): How nature nurtures: Amygdala activity decreases as the result of a one-hour walk in nature. *Molecular Psychiatry.* Advance online publication, https://doi.org/10.1038/s41380-022-01720-6

2. Kraft der Stille

Kabat-Zinn, Jon (2015): *Das Abenteuer Achtsamkeit. Wie Sie Weisheit für Körper, Geist und Seele entwickeln.* Arbor

Kuyken, Willem, et al. (2015): Effectiveness and cost-effectiveness of mindfulness-based cognitive therapy compared with maintenance antidepressant treatment in the prevention of depressive relapse or recurrence (PREVENT): a randomised controlled trial. *The Lancet,* 386 (9988), 63–73,https://doi.org/10.1016/S0140-6736(14)62222-4

Piet, Jacob, et al. (2011): The effect of mindfulness-based cognitive therapy for prevention of relapse in recurrent major depressive disorder: A systematic review and meta-analysis. *Clinical Psychology Review,* 31 (6), 1032–1040, https://doi.org/10.1016/j.cpr.2011.05.002

3. Wunderkraut Löwenzahn

Di Napoli, A., Zucchetti, P. (2021): A comprehensive review of the benefits of Taraxacum officinale on human health. *Bulletin of the National Research Centre,* 45, 110 (2021), https://doi.org/10.1186/s42269-021-00567-1

Kania-Dobrowolska, Małgorzata, et al. (2022): Dandelion (*Taraxacum officinale* L.) as a Source of Biologically Active Compounds Supporting the Therapy of Co-Existing Diseases in Metabolic Syndrome. *Foods,* 11 (18), 2858, https://doi.org/10.3390/foods11182858

4. Cooler reagieren

Dorfman, Anna, et al. (2019): *Self-distancing promotes positive emotional change after adversity: Evidence from a micro-longitudinal field experiment,* https://doi.org/10.1111/jopy.12534

Mischkowskia, D., Kross, E., Bushman, B. J. (2012): Flies on the wall are less aggressive: Self-distancing »in the heat of the moment« reduces aggressive thoughts, angry feelings and aggressive behavior. Journal of Experimental Social Psychology, 48 (5), 1187–1191, https://psycnet.apa.org/doi/10.1016/j.jesp.2012.03.012

Nolle, Timo: *Blackout, Bauchweh und kein' Bock.* Carl-Auer

5. Heute schon getrommelt?

Berger, D. S. (2011): Pilot study investigating the efficacy of tempo-specific rhythm interventions in music-based treatment addressing hyper-arousal, anxiety, system pacing and redirection from fight or flight fear behaviours in children with ASD. *Journal of Biomusical Engineering,* 2, https://10.4303/jbe/M110902

Erkkilä, Jaakko, et al. (2011): Musical interaction in music therapy for depression treatment. *Psychology of Music,* 51 (1), https://doi.org/10.1177/03057356221084368

Fancourt, D., Perkins, R., et al.: (2016): Effects of Group Drumming Interventions on Anxiety, Depression, Social Resilience and Inflammatory Immune Response among Mental Health Service Users. *PLoS ONE,* 11 (3), e0151136, https://doi.org/10.1371/journal.pone.0151136

The Drum Beat. Chemnitz Drumming Project, www.thedrumbeat.de

6. Fluchen erlaubt

Burton, Neel (2015): *Heaven and Hell. The Psychology of our Emotions.* Acheron Press

Jay, Kristin, et al. (2015): Taboo word fluency and knowledge of slurs and general pejoratives: deconstructing the poverty-of-vocabulary myth Language. Science, 52, 251–259, https://doi.org/10.1016/j.langsci.2014.12.003

Stephens, Richard, et al. (2009): Swearing as a response to pain. *NeuroReport,* 20 (12), 1056–1060, https://www.doi.org/10.1097/WNR.0b013e32832e64b1

7. Hallo-wach-Guss

Brenke, Rainer (2017): Kneipp und klassische Naturheilverfahren: Abhärtung bei Infektanfälligkeit. *Erfahrungsheilkunde,* 66 (1), 10–18, https://www.doi.org/10.1055/s-0042-123664

Stier-Jarmer, Marita, et al. (2021): Effekte der Kneipp-Therapie: Ein systematischer Review der aktuellen wissenschaftlichen Erkenntnisse (2000–2019). *Journal of Complementary Medicine Research,* 28 (2), 146–159, https://www.doi.org/10.1159/000510452

WOCHE 2

1. Linsen zählen

Dobos, Prof. Dr. Gustav, Thorbrietz, Dr. Petra (2011): *Der entwurzelte Mensch: Die 8 Gesundheitsanker für Alltag und Krisen.* Scorpio

Kalisch, Raffael, et al. (2020): A generic solution for the operationalization and measurement of resilience and resilience processes in longitudinal observations: rationale and basic design of the MARP and LORA studies, https://dynamore-project.eu/wp-content/uploads/2020/05/Kalisch-et-al_2020_MARP-LORA-Rationale.pdf

Kalisch, Raffael (2020): *Der resiliente Mensch: Wie wir Krisen erleben und sie bewältigen.* Piper

Reivich, Karen, Shatté, Andrew (2002): *The Resilience Factor. 7 Keys to Finding Your Inner Strength and Overcoming Life's Hurdles.* Broadway Books

2. Ab ins Museum

MacKenzie, D., Trupp, G., et al. (2022): Can a Brief Interaction With Online, Digital Art Improve Wellbeing? A Comparative Study of the Impact of Online Art and Culture Presentations on Mood, State-Anxiety, Subjective Wellbeing, and Loneliness. *Frontiers in Psychology,* 13, https://doi.org/10.3389/fpsyg.2022.782033

Packer, Jan, Bond, Nigel (2010): Museums as Restorative Environments, *Curator, The Museum Journal,* 53, 4, 421–436, https://doi.org/10.1111/j.2151-6952.2010.00044.x

3. Kick-off-Müsli

Cicero, Arrigo F. G. (2020): A Randomized Placebo-Controlled Clinical Trial to Evaluate the Medium-Term Effects of Oat Fibers on Human Health: The BetaGlucan Effects on Lipid Profile, Glycemia and Intestinal Health (BELT) Study. *Nutrients* 2020, 12, 686, https://www.doi.org/10.3390/nu12030686

Littlecott, Hannah, et al. (2016): Association between breakfast consumption and educational outcomes in 9–11-year-old-children. *Public Health Nutrition,* 19 (9), 1575–1582, https://www.doi.org/10.1017/S1368980015002559

4. Selbstzweifel zähmen

Ehrlinger J., Dunning, D. (2003): How chronic self-views influence (and potentially mislead) estimates of performance. *Journal of Personality and Social Psychology,* 84 (1), 5–17, https://pubmed.ncbi.nlm.nih.gov/12518967/

Kilduff, G. J., Galinsky, A. D. (2013): From the ephemeral to the enduring: How approach-oriented mindsets lead to greater status. *Journal of Personality and Social Psychology,* 105 (5), 816–831, https://doi.org/10.1037/a0033667

Potreck-Rose, Friederike (2014): *Von der Freude, den Selbstwert zu stärken.* Klett Cotta

5. Haltung macht happy

Hammer, Cornelia (2022): *Im Körper zu Hause sein.* Carl-Auer

Niedenthal, P., et al. (2005): Embodiment in Attitudes, Social Perception, and Emotion. *Personality and Social Psychology Review,* 9 (3), 184–211, https://doi.org/10.1207/s15327957pspr0903_1

6. Freunde finden

Hawkley, L. C., Cacioppo, J. T. (2010): Loneliness Matters: A Theoretical and Empirical Review of Consequences and Mechanisms. *Annals of Behavioral Medicine,* 40 (2), 218–227, https://doi.org/10.1007/s12160-010-9210-8

Rubin, Gretchen (2011): *Das Happiness-Projekt.* Scherz

Schmidt, Ina: *Auf die Freundschaft – Eine philosophische Begegnung oder was Menschen zu Freunden macht.* Ludwig

7. Besser ein- und durchschlafen

Scullin, M. K., Krueger, M. L., Ballard, H. K., Pruett, N., Bliwise, D. L. (2018): The effects of bedtime writing on difficulty falling asleep: A polysomnographic study comparing to-do lists and completed activity lists. *Journal of Experimental Psychology: General,* 147 (1), 139–146., https://doi.org/10.1037/xge0000374

WOCHE 3

1. Farbspiele

Buether, Axel, et al. (2020): *Beurteilung der psychologischen und gesundheitlichen Wirkung der Umweltfaktoren Farbe und Licht auf Patienten und Personen im Bereich Intensivmedizin,* www.axelbuether.de, https://axelbuether.de/wp-content/uploads/2018/03/Auswertung_Heliosstudie_Farbe_Licht_110319.pdf

Jonauskaite, Domicele, et al. (2020): Universal Patterns in Color-Emotion Associations Are Further Shaped by Linguistic and Geographic Proximity. *Psychological Science,* 31 (10), 1245–1260, https://doi.org/10.1177/0956797620948810

2. Haltgeber-Ritual

Boyer, P., Liénard P. (2020): Ingredients of ›rituals‹ and their cognitive underpinnings. *Philosophical Transactions of the Royal Society B,* 375: 20190439. Philos Trans R Soc Lond B Biol Sci 2020 Aug 17, 375 (1805), 20190439, https://doi.org/10.1098/rstb.2019.0439

Karl, Johann Alfons, et al. (2019): Rituals, Repetitiveness and Cognitive Load: A Competitive Test of Ritual Benefits for Stress. *Human Nature,* 29 (4), 418–441, https://doi.org/10.1007/s12110-018-9325-3

Whitehouse, Harvey, et al. (2022): What Is the Role of Ritual in Binding Communities Together? In: Barrett, Justin L. (Hrsg.): *The Oxford Handbook of the Cognitive Science of Religion*, 278–302. Oxford University Press

3. Kreta-Mood-Food

Jacka, Felice N., et al. (2017): A randomised controlled trial of dietary improvement for adults with major depression (the ›SMILES‹ trial). *BMC Medicine,* 15, 23, https://doi.org/10.1186/s12916-017-0791-y

Schek, Alexandra (2003): Einfluss der Ernährung auf Depressivität und Stresstoleranz (Influence of nutrition on depression and stress tolerance). *Ernährungs Umschau,* 50 (5), 162, 164–169

Spitzer, Manfred (2017): Die Mittelmeerdiät in der Nervenheilkunde. Geist und Gehirn. *Nervenheilkunde,* 3 (Schattauer)

4. Ich kann das!

Berne, Eric (1991): *Transaktionsanalyse der Intuition. Ein Beitrag zur Ich-Psychologie.* Junfermann

5. … und die Sonne grüßt zurück

Bringmann, Holger Carl, et al. (2019): Meditationsbasierte Lebensstilmodifikation, https://www.researchgate.net/publication/339016986_Meditationsbasierte_Lebensstilmodifikation

Hartfiel, N., et al. (2011): The effectiveness of yoga for the improvement of well-being and resilience to stress in the workplace. *Scandinavian Journal of Work, Environment & Health,* 37 (1), 70–6. https://doi.org/10.5271/sjweh.2916

Khalsa, S. B., et al. (2009): Yoga ameliorates performance anxiety and mood disturbance in young professional musicians. *Applied Psychophysiology and Biofeedback,* 34 (4), 279–289. https://doi.org/10.1007/s10484-009-9103-4

Khalsa, S. B. (2004): Yoga as a therapeutic intervention: a bibliometric analysis of published research studies. *Indian Journal of Physiology and Pharmacology,* 48 (3), 269–285. https://pubmed.ncbi.nlm.nih.gov/15648399/

6. Kuschelalarm

Grewen, Karen M., et al. (2003): Warm partner contact ist related to lower cardiovascular reactivity. *Behavioral Medicine,* 29 (3), 123–130, https://doi.org/10.1080/08964280309596065

Morrison, India, et al. (2010): The skin as a social organ. Experimental Brain Research, 204 (3), 305–314, https://doi.org/10.1007/s00221-009-2007-y

Pawling, Ralph, et al. (2017): C-tactile afferent stimulating touch carries a positive affective value. *PLoS ONE,* 12 (3), https://doi.org/10.1371/journal.pone.0173457

Streit, Uta, Jansen, Fritz (Hg.) (2016): *Oxytocin, das Hormon der Nähe. Gesundheit – Wohlbefinden – Beziehung.* Springer

7. Urlaub mal anders

Allmer, Henning (1996): *Erholung und Gesundheit. Grundlagen, Ergebnisse und Maßnahmen.* Hogrefe

Blasche, G. (2008): War Ihr Urlaub erholsam? Ergebnisse und Anwendungen der Erholungsforschung. *Psychologie in Österreich,* 3 und 4, 306–314, http://www.blasche.at/fileadmin/docs/Publikationen/Was%20dein%20Urlaub%20erholsam.pdf

de Bloom, Jessica, et al. (2010): Vacation from work as prototypical recovery opportunity. *Gedrag en Organisatie,* 23 (4), 333–349, https://doi.org/10.5117/2010.023.004.005

WOCHE 4

1. Gut gegähnt ist halb geweckt

Massen, J. J. M., Hartlieb, M., Martin, J. S., et al. (2021): Brain size and neuron numbers drive differences in yawn duration across mammals and birds. *Commun Biol,* 4, 503 (2021), https://doi.org/10.1038/s42003-021-02019-y

Newberg, Andrew, Monti, Daniel A. (2021): *Brain Weaver. Creating the Fabric for a Healthy Mind through Integrative Medicine.* Kales Press

Palagi, Elisabetta, et al. (2011): Yawn contagion and empathy in Homo sapiens. *PLoS ONE,* 6 (12), e28472, https://doi.org/10.1371/journal.pone.0028472

2. Die Stress-weg-Formel

Jamieson, Jeremy P., et al. (2011): Mind over Matter: Reappraising Arousal Improves Cardiovascular and Cognitive Responses to Stress. *Journal of Experimental Psychology: General,* 141 (3), 417–422, https://doi.org/10.1037/a0025719

Poulin, Michael J., et al. (2013): Giving to Others and the Association Between Stress and Mortality. *American Journal of Public Health,* 103 (9), 1649–1655, https://doi.org/10.2105/ajph.2012.300876

3. Gute Laune aus dem Bauch

Bastiaanssen, T. F. S., Cowan, C. S. M., et al. (2019): Making Sense of … the Microbiome in Psychiatry. *International Journal of Neuropsychopharmacology,* 1, 22 (1), 37–52, https://doi.org/10.1093/ijnp/pyy067

Huber, Hanna, et al. (2021): Probiotics for the mind: How gut bacteria may affect our mental health. *Ernährungs Umschau,* 68 (3), 44–52, https://www.doi.org/10.4455/eu.2021.010

Jacka, F. N., O'Neil, A., Opie, R., et al. (2017): A randomised controlled trial of dietary improvement for adults with major depression (the ›SMILES‹ trial). *BMC Medicine,* 15 (23), https://doi.org/10.1186/s12916-017-0791-y

4. Endlich Optimistin

Koga, Hayami K., et al. (2022): Optimism, lifestyle, and longevity in a racially diverse cohort of women, *Journal of the American Geriatrics Society,* 70 (10), 2793–2804, https://doi.org/10.1111/jgs.17897

Lee, Lewina O., et al. (2019): Optimism is associated with exceptional longevity in 2 epidemiologic cohorts of men and women. *PNAS,* 116 (37), 18 357–18 362, https://doi.org/10.1073/pnas.1900712116

Peters, Madelon, et al. (2019): Goal Adjustment and Well-Being: The Role of Optimism in Patients with Chronic Pain. *Annals of Behavioral Medicine,* 4, 53 (7), 597–607, https://doi.org/10.1093/abm/kay070

5. Schritt für Schritt den Kopf frei

Aksentijevic, A., et al. (2019): It takes me back: The mnemonic time-travel effect. *Cognition,* 182, 242–250, https://doi.org/10.1016/j.cognition.2018.10.007

Balasukumaran, T., Olivier, B., Ntsiea, M. V. (2019): The effectiveness of backward walking as a treatment for people with gait impairments: a systematic review and meta-analysis. *Clinical Rehabilitation,* 33 (2), 171–182, https://doi.org/10.1177/0269215518801430

Mieth, L., et al. (2019): The Mnemonic Time-Travel Effect. *Experimental Psychology,* 66 (6), 437–442, https://doi.org/10.1027/1618-3169/a000461

6. Zeit für mich

Grisslich, P., Proske, A., Körndle, H. (2012): Beyond work and life – what role does time for oneself play in work-life-balance? *Zeitschrift für Gesundheitspsychologie,* 20 (4), 166–177, https://doi.org/10.1026/0943-8149/a000076

Wilson, Timothy D., et al. (2014): Just think: The challenges of the disengaged mind. *Science,* 345 (6192), 75 ff., https://doi.org/10.1126/science.1250830

7. Kurzurlaub fürs Gesicht
Hunter, Emily, et al. (2015): Give Me a Better Break: Choosing Workday Break Activities to Maximize Resource Recovery. *Journal of Applied Psychology,* Journal of Applied Psychology 2, 16 859–16 859, https://doi.org/10.5465/ambpp.2013.16859abstract

Packer, Jan (2021): Taking a break: Exploring the restorative benefits of short breaks and vacations. *Annals of Tourism Research Empirical Insights,* 2 (1), https://doi.org/10.1016/j.annale.2020.100006

Stephana, Cherak, et al. (2021): Wellness in medical education: definition and five domains for wellness among medical learners during the COVID-19 pandemic and beyond. *Medical Education Online,* 26 (1), 1917488, https://doi.org/10.1080/10872981.2021.1917488

WOCHE 5

1. Summ, summ, summ
Trivedi, Gunjan Y., Saboo, Banshi (2021): Bhramari Pranayama – A simple lifestyle intervention to reduce heart rate, enhance the lung function and immunity. *Journal of Ayurveda and Integral Medicine,* 12 (3), 562 ff., https://doi.org/10.1016/j.jaim.2021.07.004

2. Schnellladestation Natur
Ehret, Sonja, et al. (2020): Feeling time in nature: The influence of directed and undirected attention on time awareness. *Applied Cognitive Psychology,* 34 (3), 737–746, https://doi.org/10.1002/acp.3664

Fuller, Richard A., et al. (2017): A Review of the Benefits of Nature Experiences: More Than Meets the Eye. *Environ Res Public Health,* 14 (8), 864, https://doi.org/10.3390/ijerph14080864

Kaplan, R., Kaplan, S. (1989): *The Experience of Nature: A Psychological Perspective.* Cambridge University Press

Ulrich, Roger S., et al. (1991): Stress Recovery During Exposure to Natural and Urban Environments. *Journal of Environmental Psychology,* 11 (3), 201–230, doi: https://doi.org/10.1016/S0272-4944(05)80184-7

3. Alles frisch?
Bierbach, E. (2006): *Handbuch Naturheilpraxis: Methoden und Therapiekonzepte.* Elsevier, Urban & Fischer

Walker, Norman W. (1995): *Frische Frucht- und Gemüsesäfte. Vitalstoffreiche Drinks für Fitness und Gesundheit.* Goldmann

4. Aufgeben? Aber gern!
Miller, Gregory E., Wrosch, Carsten (2007): You've Gotta Know When to Fold 'Em: Goal Disengagement and Systemic Inflammation in Adolescence. *Psychological Science,* 18 (9), 773–777, https://doi.org/10.1111/j.1467-9280.2007.01977.x

Wrosch, Carsten, et al. (2003): The Importance of Goal Disengagement in Adaptive Self-Regulation: When Giving Up is Beneficial. *Self and Identity,* 2 (1), 1–20, https://doi.org/10.1080/15298860309021

5. Zum In-die-Luft-Gehen
Coyle, Edward, et al. (2020): Hourly 4-s Sprints Prevent Impairment of Postprandial Fat Metabolism from Inactivity. *Medicine and Science in Sports and Exercise,* 52 (10), 2262–2269, https://doi.org/10.1249/mss.0000000000002367

Coyle, Edward, et al. (2005): Very intense exercise-training is extremely potent and time efficient. *Journal of Applied Physiology: Respiratory, Environmental and Exercise Physiology,* 98 (6), https://doi.org/10.1152/japplphysiol.00215.2005

Martland, R., et al. (2021): Can high-intensity interval training improve mental health outcomes in the general population and those with physical illnesses? A systematic review and meta-analysis. *British Journal of Sports Medicine,* 56 (5), 279–291, http://dx.doi.org/10.1136/bjsports-2021-103984

6. Unsichtbare Unterstützer einladen
Burgess, Sunny (2023): *Spirit Listener,* Website: www.sunnyspirit.net

7. Balance-Bad
Surber, Christian, et al. (2018): The Acid Mantle: A Myth or an Essential Part of Skin Health? *Current Problems in Dermatology,* 5, 1–10, https://doi.org/10.1159/000489512

WOCHE 6

1. Vaguskicks
Aaronson, Scott T., et al. (2017): A 5-Year Observational Study of Patients With Treatment-Resistant Depression Treated With Vagus Nerve

Stimulation or Treatment as Usual: Comparison of Response, Remission, and Suicidality. *American Journal of Psychiatry,* 174 (7), 640–648, https://doi.org/10.1176/appi.ajp.2017.16010034

Neuser, Monja P., et al. (2020): Vagus nerve stimulation boosts the drive to work for rewards. *Nature Communications,* 11, 3555, https://doi.org/10.1038/s41467-020-17344-9

Schnack, Gerd, Schnack-Iorio, Birgit (2021): *Die Vagus-Meditation. Der Entspannungsnerv: Wie Sie ihn aktivieren und damit Stress reduzieren.* Trias

2. Augenblick, verweile doch ...

Bryant, Fred B., et al. (2012): Does savoring increase happiness? A daily diary study. *The Journal of Positive Psychology,* 7 (3), 176–187, https://doi.org/10.1080/17439760.2012.671345

Goethe, Johann Wolfgang (1971): *Faust. Der Tragödie erster Teil,* Vers 1699 ff. Reclam

Kiken, L. G., Lundberg, K. B., Fredrickson, B. L. (2017): Being Present and Enjoying It: Dispositional Mindfulness and Savoring the Moment Are Distinct, Interactive Predictors of Positive Emotions and Psychological Health. *Mindfulness,* 8, 1280–1290, https://doi.org/10.1007/s12671-017-0704-3

3. Die Wachmacherwurzel

Barton, D. L., et al. (2010): Pilot study of Panax quinquefolius (American ginseng) to improve cancer-related fatigue: a randomized, double-blind, dose-finding evaluation: NCCTG trial N03CA. *Support Care Cancer,* 18 (2), 179–187, https://doi.org/10.1007/s00520-009-0642-2

Blaschek, Wolfgang (Hrsg.) (2016): *Wichtl – Teedrogen und Phytopharmaka.* Wissenschaftliche Verlagsgesellschaft

Bühring, Ursel (2016): Lehrbuch Pflanzenheilkunde. Grundlagen, Anwendung, Therapie. Haug

Lee, J. S., et al. (2014): Immunomodulatory Activity of Red Ginseng against Influenza A Virus Infection. *Nutrients,* 6, 517–529, https://doi.org/10.3390/nu6020517

4. Ich schaffe das!

Brandtstädter, Jochen (2015): *Positive Entwicklung. Zur Psychologie gelingender Lebensführung.* Springer

Buehler, Janina Larissa, et al. (2019): A closer look at life goals across adulthood: Applying a developmental perspective to content, dynamics, and outcomes of goal importance and goal attainability . *European Journal of Personality,* 33 (2), https://doi.org/10.1002/per.2194

5. Shake it, Baby

Levine, Peter A. (2011): *Sprache ohne Worte. Wie unser Körper Trauma verarbeitet und uns in die innere Balance zurückführt.* Kösel

Nibel, Dr. Hildegard, Fischer, Kathrin (2020): *Neurogenes Zittern. Stress & Spannungen lösen. Das Original-TRE-Übungsprogramm,* Trias

6. Bitte recht freundlich!

Kabat-Zinn, Jon (2015): *Das Abenteuer Achtsamkeit,* a. a. O.

Sparks, Adam Maxwell, Fessler, Daniel M. T., Holbrook, Colin (2019): Elevation, an emotion for prosocial contagion, is experienced more strongly by those with greater expectations of the cooperativeness of others. *PLoS One,* 14 (12), https://doi.org/10.1371/journal.pone.0226071

7. Augenwecker

Lee, E. J., Frazier, S. K. (2011): The efficacy of acupressure for symptom management: a systematic review. *Journal of Pain and Symptom Management,* 42 (4), 589–603, https://doi.org/10.1016/j.jpainsymman.2011.01.007

McDonald, J., Janz, S. (2017): *The Acupuncture Evidence Project: A Comparative Literature Review (Revised Edition).* Australian Acupuncture and Chinese Medicine Association Ltd, http://www.acupuncture.org.au

Song, H. J., et al. (2014): Effect of self-acupressure for symptom management: a systematic review. *Complementary Therapies in Medicine,* 23 (1), 68–78, https://doi.org/10.1016/j.ctim.2014.11.002

WOCHE 7

1. Es grünt so grün

Karlsson Stigsdotter, Ulrika, et al. (2018): Efficacy of nature-based therapy for individuals with stress-related illnesses: randomised controlled trial. The British Journal of Psychiatry, 213 (1), 404–411, https://doi.org/10.1192/bjp.2018.2

Khan, Muhammad Ali, et al. (2016): Plant Therapy: a Nonpharmacological and Noninvasive Treatment Approach Medically Beneficial to the Wellbeing of Hospital Patients. *Gesunde*

Pflanzen, 68, 191–200, https://doi.org/10.1007/s10343-016-0377-1

Menzel, C., Reese, G. (2021): Implicit associations with nature and urban environments: Effects of lower-level processed image properties. *Frontiers in Psychology,* 12, 1490, https://doi.org/10.3389/fpsyg.2021.591403

Soga, Masashi, et al. (2017): Gardening is beneficial for health: A meta-analysis. *Preventive Medicine Reports,* 5, 92–99, https://doi.org/10.1016/j.pmedr.2016.11.007

2. Happy statt hobbylos

Fancourt, D., et al. (2020): Fixed-Effects Analyses of Time-Varying Associations between Hobbies and Depression in a Longitudinal Cohort Study: Support for Social Prescribing? *Psychotherapy and Psychosomatics,* 89, 111–113, https://doi.org/10.1159/000503571

Kuykendall, Lauren, et al. (2015): Leisure Engagement and Subjective Well-Being: A Meta-Analysis. *Psychological Bulletin,* 141 (2), 364–403, https://doi.org/10.1037/a0038508

Rodski, Stan (2023): *The Neuroscience of Mindfulness: The Astonishing Science behind How Everyday Hobbies Help You Relax.* HarperCollins

Conner, Tamlin S., et al. (2016): Everyday creative activity as a path to flourishing. *The Journal of Positive Psychology,* 13 (2), 181–189, https://doi.org/10.1080/17439760.2016.1257049

3. Ein Kraut für mehr Power

Chandrasekhar, K., et al. (2012): A prospective, randomized double-blind, placebo-controlled study of safety and efficacy of a high-concentration full-spectrum extract of ashwagandha root in reducing stress and anxiety in adults. *Indian Journal of Psychological Medicine,* 34 (3), 255–262, https://doi.org/10.4103/0253-7176.106022

Singh, N., et al. (2011): An Overview on Ashwagandha: A Rasayana (Rejuvenator) of Ayurveda. *African Journal of Traditional, Complementary and Alternative Medicines,* 8 (5 Suppl.), 208–213, https://doi.org/10.4314%2Fajtcam.v8i5S.9

Speers, A. B., et al. (2021): Effects of Withania somnifera (Ashwagandha) on Stress and the Stress-Related Neuropsychiatric Disorders Anxiety, Depression, and Insomnia. *Current Neuropharmacology,* 19 (9), 468–1495, https://doi.org/10.2174/1570159x19666210712151556

4. Das Grübel-Aus

Nielssen, Cornelia, et al. (2020): Stop Thinking: An Experience Sampling Study on Suppressing Distractive Thoughts at Work. *Frontiers in Psychology,* 11, 1616, https://doi.org/10.3389/fpsyg.2020.01616

Smith, E.-M. (2022): What is Thought-Stopping? Therapy, Techniques, Exercises. *HealthyPlace,* https://www.healthyplace.com/self-help/positivity/what-is-thought-stopping-therapy-techniques-exercises

5. Reise in die Kindheit

Bayer, Laurence, et al. (2011): Rocking Synchronizes Brain Waves During a Short Nap. *Current Biology,* 21 (12), R461–R462, https://doi.org/10.1016/j.cub.2011.05.012

Schmid, Wilhelm (2023): Schaukeln. *Die kleine Kunst der Lebensfreude.* Insel

Watson, Nancy M., et al. (1998): Rocking chair therapy for dementia patients: Its effect on psychosocial well-being and balance. *American Journal of Alzheimer's Disease & Other Dementias,* 13 (6), https://doi.org/10.1177/153331759801300605

6. Ich vergebe mir

Long, Katelyn N. G., et al. (2020): Forgiveness of others and subsequent health and well-being in mid-life: a longitudinal study on female nurses. *BMC Psychology,* 8 (1), 104, https://doi.org/10.1186/s40359-020-00470-w

Toussaint, Loren, et al. (2023): Effects of lifetime stress exposure on mental and physical health in young adulthood: How stress degrades and forgiveness protects health. *Journal of Health Psychology,* 21 (6), https://doi.org/10.1177/1359105314544132

Vogd, Werner, Batarilo, Dunja (2022): *Mitten ins Leben – Frieden finden mit Vipassana-Meditation.* Carl-Auer

7. Body-and-Mind-Fresher

Deutsche Ärztegesellschaft für Ayurveda-Medizin e. V. (DÄGAM) (2023): www.daegam.de

Loewig, Andrea Kathrin, et al. (2023): *Ayurveda: Die 7 Tage-Panchakarma-Kur für zu Hause.* Graefe und Unzer

BÜCHER VON FRANZISKA RUBIN

Meine gesündesten 15-Minuten-Rezepte.
Heilen mit Lebensmitteln.
Becker Joest Volk, 2023

Einfach heilen mit Natur! Die wirksamsten Heilmittel – wissenschaftlich belegt.
Knaur MensSana, 2022

3 Jahre jünger in 8 Wochen: Ganz einfach, ganz natürlich. Die Verjüngungsbox mit 21 Karten und Anleitungsbuch.
Knaur MensSana, 2022

Die bessere Medizin für Frauen – ganzheitlich und individuell.
Der Schlüssel zu Ihrer Gesundheit.
Knaur MensSana, 2021

Die 7-Minuten-Detox-Kur: Natürlich runderneuert in nur 3 Wochen.
Die Gesundheitsbox mit 21 Karten zum Entschlacken und Wohlfühlen.
Knaur MensSana, 2021

10 Kräuter gegen 100 Krankheiten.
Becker Joest Volk, 2021

7 Minuten am Tag – Endlich gesünder leben.
Knaur MensSana; 2020

Die besten Hausmittel – Was wirklich hilft.
Becker Joest Volk, 2020

Mein kleines Buch vom guten Schlaf.
Knaur Leben, 2020

Australiens Heilgeheimnisse – Mit der Natur kraftvoll heilen! Volume 1 and 2.
bpa media, 2019

Heilen mit Lebensmitteln –
Meine Top 10 gegen 100 Krankheiten.
ZS Verlag, 2019

Meine sanfte Medizin für Kinder.
Komplett überarbeitete Neuauflage.
ZS Verlag, 2019

Meine sanfte Medizin für einen guten Schlaf.
ZS Verlag, 2018

Mit jedem Tag ein neues Wunder.
Mein Babykalender fürs erste Jahr.
Ars Edition, 2017

Meine sanfte Medizin für ein starkes Herz.
ZS Verlag, 2017

Meine besten Hausmittel.
Komplett überarbeitete Neuauflage.
ZS Verlag, 2016

Meine besten Gesundheits-Tipps fürs Älterwerden.
ZS Verlag, 2015

Hauptsache Gesund – Das Kochbuch.
Christian Verlag, 2015

Von Null auf Drei. Vom Kinderwunsch zum Wunschkind.
Südwest, 2014

Abbildungen im Innenteil: Fotos von Franziska Rubin: Susanne Schramke; Illustrationen von Franziska Rubin: Antje Kahl; Alle weiteren Abbildungen im Innenteil: iStock/Getty Images: S. 74 u. Thomas Lydell/, S. 76 Elena Ivanova/, S. 158 u. re. Tamiris6/; Shutterstock.com: S. 14 u., 16 u., 18 u., 20 u., 22 u., 24 u., 26 u. li., 36 u., 38 u. re., 40 u. li., 42 u., 44 u., 46 u., 48 u., 58 u. li., 60 u., 60, 62 u. li., S. 64 u. li., S. 66 Mi. re., 68 u. li., 70 u. li., 80 u., 82 u. li., 84 u. li., 86 u. li., 88 u., 90 u. li., 92 u. re., 102 u., 104 u., 106 u. li., 108 u. li., 110 u., 112 u., 114 u. li., 124 u., 126 u., 128 u., 130 u. li., 132 u., 134 u. li., 136 u. li., 146 u. re., 148 u. li., 150 u. li., 152 u., 154 u. li., 156 u. li., 158 u. Daria Amari/, S. 15, 30 u. Olic Kotick/, S. 23 jajam_e/, S. 31 o., 46 u., 52 o., 74 o., 96 o., S. 118 o., 140 o., 162 o. ddok/, S. 32 Vector Tradition/, S. 66 u. Bulgakova Christina/, S. 156 u. WinWin artlab/; stock.adobe.com: S. 5 Mara Zemgaliete/, S. 11 li. Dušan Zidar/, S. 11 re. Mara Zemgaliete/, S. 19 Ruckszio/, S. 21, 31 anatolir/, S. 33 li. fototheobald/, S. 33 re. Johanna Mühlbauer/, S. 37 luismolinero/, S. 38 u. li. ssstocker/, S. 40, 52 u. Simple Line/, S. 40 slawek_zelasko/, S. 42 Kenishirotie/, S. 42, 53 brovkoserhii/, S. 49 mitoria/, pixelliebe/, S. 55 li. EM Art/, S. 55 re. sianc/, S. 58 u. re. mono2mono/, S. 62 u. re., 75 vyazovskaya/, S. 62 u. re. robert6666/, S. 64 u. re. Nikolai Sorokin/, S. 68 u. ksena32/, S. 77 li. margo555/, S. 77 re. sabine hürdler/, S. 82 u. re. nikvector/, S. 84 u. re. mates/, S. 86 u. re. Melih Evren/, S. 89 Artranq/, S. 90 Alexander/, S. 90 re., 96 u. kaif/, S. 90 u. li. Petra Schueller/, S. 90 Mi. u. Ruth Yoel/, S. 98 JoelMasson/, S. 99 li. Alexander Raths/, S. 103, 118 Віталій Баріда/, S. 105 yvdavid/, S. 106 Mi. u. grounder/, S. 106 u. re. lineartestpilot/, S. 108 Mi. u. Robin/, S. 108 u. re. Gstudio/, S. 113 Kompor/, S. 114 miwa/ S. 114, 119 Sg.Lapchi/, S. 120 DiViArts/, S. 121 re. BRAD/, S. 127 li. Andreas Krappweis/, S. 127 re., 140 u. dartlab/, S. 129 li., 141 Oleksandr Babich/, S. 129 re. sommai/, S. 142 Mykola/, S. 142 li. Zamurovic Brothers/, S. 143 re. Pixel-Shot/, S. 148, 163 Aygull (ID2719764)/, S. 150 Govind/, S. 153 oxinoxi/, S. 154 Mi. u. K.-U. Häßler/, S. 154 u. re. anatolir/, S. 158 u. li. Natallia/, S. 164 frenta/

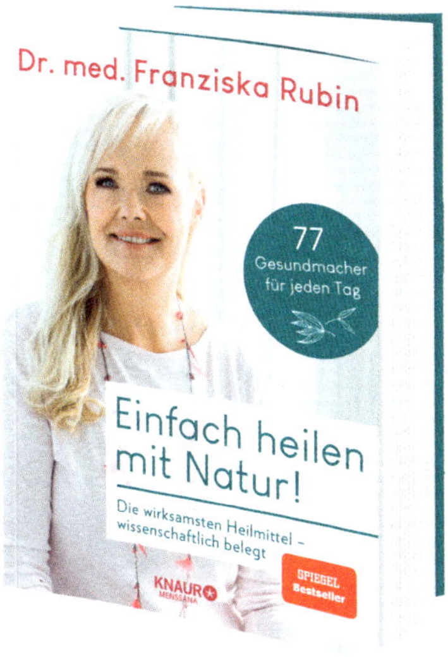
Dr. med. Franziska Rubin
77 Gesundmacher für jeden Tag
Einfach heilen mit Natur!
Die wirksamsten Heilmittel – wissenschaftlich belegt
KNAUR MENSSANA
SPIEGEL Bestseller
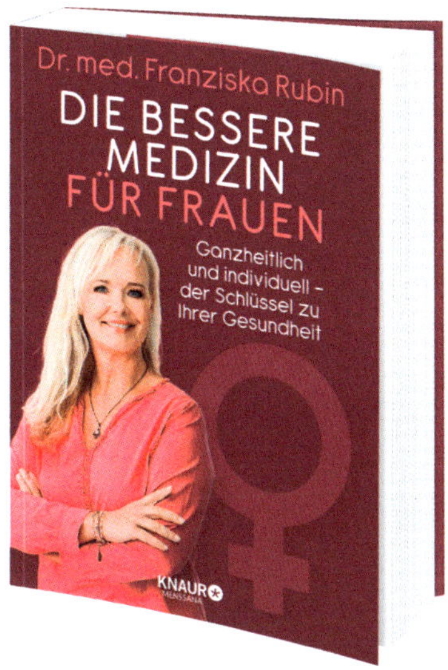
Dr. med. Franziska Rubin
DIE BESSERE MEDIZIN FÜR FRAUEN
Ganzheitlich und individuell – der Schlüssel zu Ihrer Gesundheit
KNAUR MENSSANA
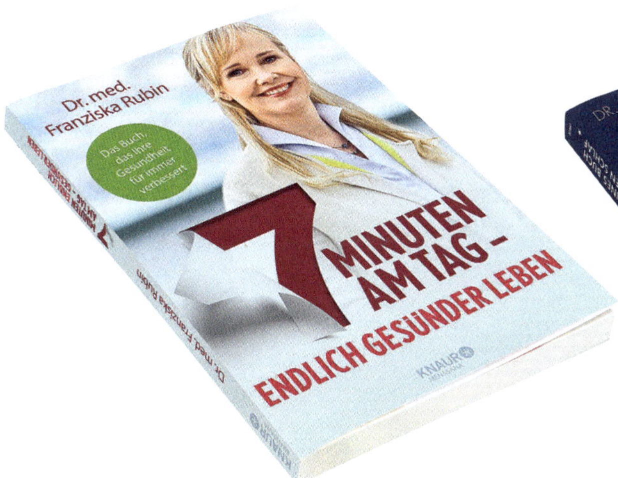
Dr. med. Franziska Rubin
Das Buch, das Ihre Gesundheit für immer verbessert
7 MINUTEN AM TAG –
ENDLICH GESÜNDER LEBEN
KNAUR MENSSANA
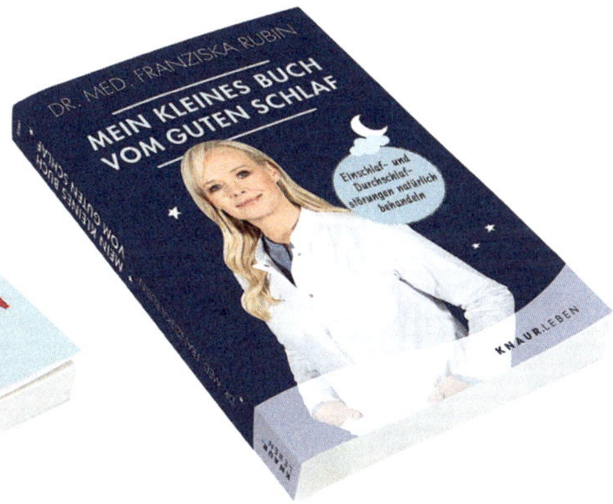
DR. MED. FRANZISKA RUBIN
MEIN KLEINES BUCH VOM GUTEN SCHLAF
Einschlaf- und Durchschlafstörungen natürlich behandeln
KNAUR LEBEN
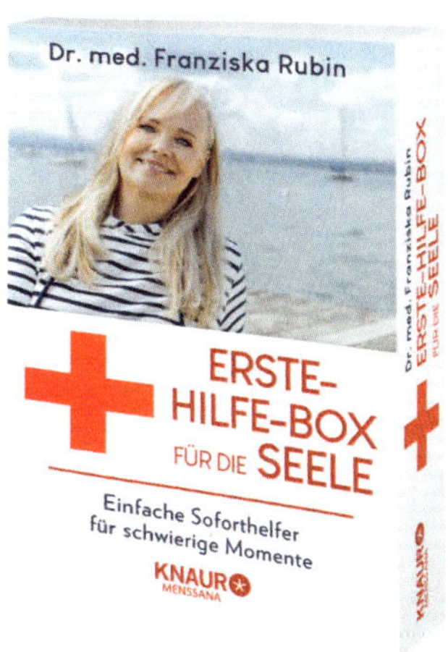
Dr. med. Franziska Rubin
ERSTE-HILFE-BOX FÜR DIE SEELE
Einfache Soforthelfer für schwierige Momente
KNAUR MENSSANA
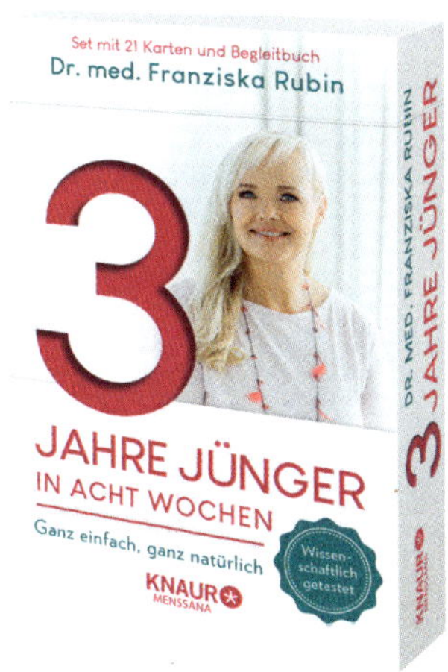
Set mit 21 Karten und Begleitbuch
Dr. med. Franziska Rubin
3
JAHRE JÜNGER IN ACHT WOCHEN
Ganz einfach, ganz natürlich
Wissenschaftlich getestet
KNAUR MENSSANA
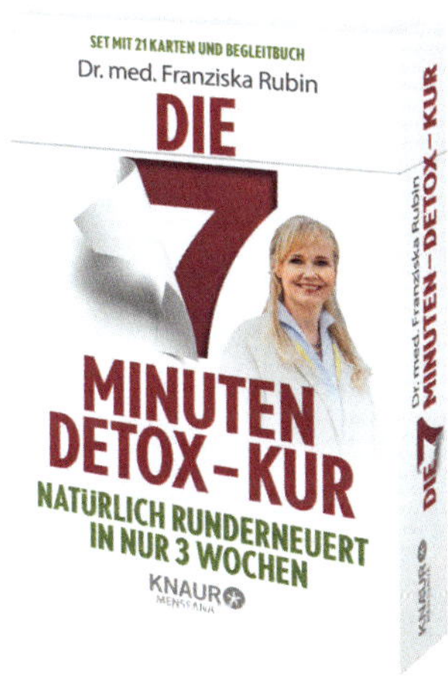
SET MIT 21 KARTEN UND BEGLEITBUCH
Dr. med. Franziska Rubin
DIE 7 MINUTEN DETOX-KUR
NATÜRLICH RUNDERNEUERT IN NUR 3 WOCHEN
KNAUR MENSSANA

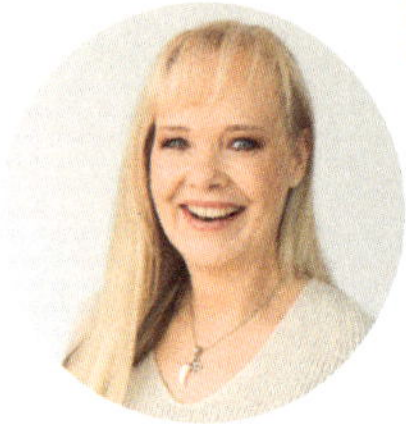

ÜBER DIE AUTORINNEN

Dr. med. Franziska Rubin ist Ärztin, Moderatorin, Medizinjournalistin und Autorin mehrerer Bestseller zu den Themen »Gesundheit«, »Hausmittel« und »Gesunde Küche«. Ihr Herz schlägt aus Überzeugung und mit viel Begeisterung besonders für die Naturheilkunde. Als TV-Moderatorin präsentierte sie siebzehn Jahre lang wöchentlich das Ratgebermagazin »Hauptsache Gesund« des MDR und war auch das Gesicht weiterer Wissenschaftsmagazine und Servicesendungen. Die TV-Ärztin setzt auf bewährtes Wissen aus beiden Welten, der Hochschulmedizin und der Komplementärmedizin. Ein besonderes Anliegen ist es ihr, Patienten über die vielfältigen Behandlungsmöglichkeiten aus Medizinsystemen aller Welt aufzuklären. Außerdem findet sie, dass jeder seinen eigenen inneren Arzt mit den richtigen Hausmitteln und Verhaltensänderungen stärken kann. Man muss nur wissen, wie.
Der Kneipp-Bund würdigte Franziska Rubins Blick für den ganzen Menschen und ihren Einsatz für Naturheilverfahren und Hausmittel mit dem Kneipp-Bund-Gesundheitspreis.
Mehr Infos unter: www.franziska-rubin.de

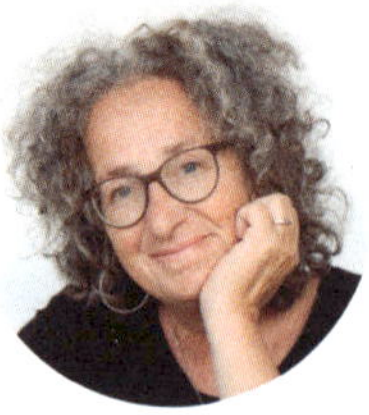

Anna Cavelius (M. A.) studierte Philosophie, Geschichte, Literatur, Französisch, Italienisch und Spanisch und ist seit knapp dreißig Jahren selbstständige Ratgeber- und Sachbuchautorin wie auch gefragte Ghostwriterin. Dabei steht sie namhaften Autorinnen und Autoren zur Seite, allesamt Expertinnen und Experten in Sachen Gesundheit und Lifestyle. So sind zahlreiche Bestseller entstanden wie der Vorgänger dieses Ratgebers: *7 Minuten am Tag – endlich gesünder leben* und *Die bessere Medizin für Frauen,* beide für Knaur MensSana. Mit Franziska Rubin verbindet sie auch Persönliches: Als Ärztin mit großem Erfahrungsschatz in beiden medizinischen Welten ist diese ihr mit gutem Rat und großem Herzen während ihrer Krebserkrankung zur Seite gestanden.